"中医药在海外"丛书

中医药在泰国

李诚敏　沈琴峰　编著

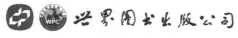

世界图书出版公司

上海·西安·北京·广州

图书在版编目(CIP)数据

中医药在泰国 / 李诚敏,沈琴峰编著. —上海：
上海世界图书出版公司,2020.9
（中医药在海外 / 桑珍,郑林赟主编）
ISBN 978-7-5192-7227-2

Ⅰ.①中… Ⅱ.①李… ②沈… Ⅲ.①中国医药学-
概况-泰国 Ⅳ.①R2

中国版本图书馆CIP数据核字（2020）第100060号

书　　名	中医药在泰国	
	Zhongyiyao Zai Taiguo	
编　　著	李诚敏　沈琴峰	
责任编辑	吴柯茜	
封面设计	张亚春	
出版发行	上海世界图书出版公司	
地　　址	上海市广中路88号9-10楼	
邮　　编	200083	
网　　址	http://www.wpcsh.com	
经　　销	新华书店	
印　　刷	上海景条印刷有限公司	
开　　本	890 mm × 1240 mm　1/32	
印　　张	4.25	
字　　数	95千字	
版　　次	2020年9月第1版　　2020年9月第1次印刷	
书　　号	ISBN 978-7-5192-7227-2/R·550	
定　　价	35.00元	

"中医药在海外"丛书编委会

前　言

当前中医药振兴发展迎来了天时、地利、人和的历史性机遇，随着国家不断出台政策支持和鼓励，中医药发展正在迅速崛起，迎来更广阔的发展机遇。中医药是我国国粹，随着各国对天然药物需求的不断增加和中药现代化步伐的加快，中药在世界医药中的影响和地位日益受到重视。加强中医药海外发展，不仅可以调整国内中医药行业的产业结构，促进中医药产业的优化，解决国内就业问题，从而带动经济持续增长，还有利于传播中医药文化，提高中国的国际影响力和号召力。

为进一步助力中医药国际化，传播中医药文化。在中医药国际合作专项的支持下，上海中医药大学杏林学者——外向型人才培养计划的中青年学者承担了"中医药在海外"系列丛书的编撰工作。根据工作实际和专项研究成果编撰整理，总结成书，对中医药在不同国家的海外发展进行了分析。本套丛书按国别分册，编写注重数据收集与整理分析，侧重于不同国家的政治与经济环境、中医药发展轨迹、中医药教育、中医药的立法和政策环境、市场机遇与挑战、应对措施等方面，意在探索中医药海外发展模式、如何应对挑战，对中医药服务贸易推动出口、带动就业，应对中医药海外发展遇到的挑战提供一定参考路径和方法。

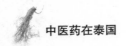

本套丛书重点研究以下三个方面：第一，中医药立法。海外中医药立法对中医药事业长远发展具有重要意义。海外中医药立法从法律层面明确了中医药的重要地位、发展方针和扶持措施，为中医药事业发展提供了法律保障。中医药立法针对中医药自身的特点，规定了中医师的注册、中药管理机构的设立等方面，有利于保持和发挥中医药特色和优势，促进中医药事业发展。第二，中医药教育。全球化有力地促进了中医药教育的发展，同时也迫切要求其规范化与标准化建设。近10年来，国际中医学教育标准化进程日益加快，已成为世界医学教育发展的潮流，且不同国家的中医药教育有不同的特点和模式。第三，中医药发展面临的挑战，以及应对措施。详细分析中医药在所在国发展面临的挑战，针对挑战提出相应的应对措施，探索中医药的发展模式，从而辐射和带动周边国家的中医药发展。

逆水行舟，不进则退。中医药海外发展正面临着日益复杂的国际形势和其他传统医药的激烈竞争。本套丛书积极探索中医药海外发展面临挑战的应对措施，即主动拓展多样化的中医药市场、研究开发适合所在国需求的中药、建立中药材及中药制剂工艺和质量控制标准化等。力求中医药海外发展不囿于单一的医疗体验，而是更加的多元、复合，并且具有更好的环境适应性和发展潜力，助力中医药海外发展。

本套丛书的使用对象是与中医药海外发展相关的管理、医疗、卫生、产业、科研等领域的从业者，希望能为他们提供有益的参考和帮助。当然，本套丛书尚存在一些不甚成熟之处，欢迎批评指正。

目　　录

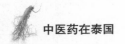

第一章

概　　况

第一节 泰国国家概况

泰国旧称"暹罗",拥有悠久的历史文化底蕴和人文传承积淀。泰国原住民在公元1238年建立了素可泰王朝,从那时开始形成较为统一的国家,至今已有将近800年的历史。本节主要从泰国的地理、人口与宗教、经济以及教育等方面对其进行概述。

一、地理

泰国位于亚洲中南半岛中部地区,拥有513 120平方公里的国土面积,地处两大洋的交汇之处,即东南临隶属于太平洋的泰国湾,西南则濒临隶属于印度洋的安达曼海。泰国的西北同缅甸交界,东北与老挝接壤,东南与柬埔寨为邻,南部的狭长半岛地区与马来西亚北部地区相连,处于印度洋与太平洋之间的地区是其国土最为狭窄部分,具有极为特殊的战略地位。

泰国是典型的热带季风性气候国家,气温常年处于20℃以上,并且每年雨季有着相当大的降雨量,适宜稻谷和橡胶的种植,这使泰国成为世界上最大的稻谷和天然橡胶出口国。泰

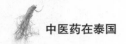

国同时也是适宜热带季风性气候的中草药的理想种植场所，诸如荜茇、黄花胡椒、蒌叶、高良姜、砂仁、枳实、白茅根等在泰国均有种植。

二、人口与宗教

截至2019年4月，泰国总人口达到6 900万，全球排名第20位。泰国国内一共有30多个民族，其中泰族人口数量最多，占总人口数的40%，其余还有佬族、马来族、华族、高棉族，以及桂、苗、汶、瑶、掸、沙盖、克伦、塞芒等山地民族。泰语是泰国的国语。90%以上的泰国民众信仰佛教，马来族信奉伊斯兰教，还有一定比例的民众信奉基督教、天主教、印度教等。

三、经济

泰国一直以来是传统农业国家，其外汇收入中农产品出口收入占据主要地位，是世界天然橡胶最大出口国，天然橡胶产业在其农产品出口收入中占相当大的比重。同时泰国也是一个新兴的工业化国家，是现今东南亚的第二大经济体，仅次于印度尼西亚。截至2018年末，泰国国家外汇储备总值为2 056.4亿美元，在东南亚地区仅次于新加坡。在对外贸易总量方面，泰国同样位居东南亚各国中第二位，仅稍稍落后于新加坡。20世纪80年代伊始，泰国的电子工业等制造业取得了迅猛的发展，产业结构发生了明显变化，经济持续处于高速上升通道，人民日常生活水平也得到了显著提高，具体表现为泰国多次上调最低工资和国家公务员薪金，国民的医疗卫生、教育、社会福利等条件得到不断的改善。

2018年，泰国全年GDP增速为4.1%，优于2017年的3.9%，经济增长呈先快后慢的走势。第一季度GDP增速达4.9%，创下5年来较大增长幅度。第二季度增长率为4.6%。第三季度经济增长明显放缓至3.2%，出口同比增速从第二季度的12.3%放缓至2.6%，旅游业受到重创，入境旅游收入约为4 746亿泰铢，同比仅增长0.5%，而第二季度同比增幅为13.7%，原因为7月初普吉发生的游船倾覆事故造成47名中国游客遇难，导致第三季度不仅赴泰中国游客大幅减少，来自欧洲等地的游客数量也减少了。另外，制造业增幅也有所减缓。但随着泰国国内汽车销量激增，私人消费增长率在第三季度上升至6.5%，私人投资较上年同期增长2.8%，政府支出增长2.3%。之后政府调整旅游业和出口措施，尤其是在旅游业方面推出60天落地免签政策，再次迎来国际游客赴泰国旅游高峰，因此，第四季度经济稍微有所回升，增速为3.7%。出口受中美贸易摩擦的影响未能达到预期8%的增长目标，但较上年同比增长6.7%。全年人均收入为240 544.9泰铢，高于上年。2019年泰国财政收入2.56万亿泰铢，进出口贸易总额为4 853.2亿美元，同比下降3%。其中，出口总额为2 453.4亿美元，同比下降2.1%；进口总额为2 399.8亿美元，同比下降3.8%。工业产品是出口主要增长点。中国、日本、东盟、欧

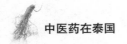

盟等是泰国重要贸易伙伴。2019年泰国新增对华投资额1.058亿美元，同比增长131.3%。

四、教育

19世纪中叶，现代教育在泰国开始萌芽。此后历经一个多世纪的发展，直到20世纪末已取得了相当的成就。现代教育在泰国的发展主要分为以下四个阶段。① 从1850年左右至1932年。在这个时间段里，泰国开展了一场由上而下的教育改革运动，至20世纪30年代早期，泰国初步建立了具有现代属性的教育体制制度。② 从1932年开始直至第二次世界大战爆发前夕。1932年泰国建立了君主立宪政体，新的泰国政府成立后不久便推出了《1932年泰国教育发展实施纲要》，将推广和普及国民基础教育的任务放到了国家发展的重要位置，积极推进泰国小学初级基础教育以及中高等教育的全面发展。③ 从二战后到1970年。在这一阶段，政府将教育放到了战略发展的优先地位上，作为二战后国家复兴和重建的立足之本，泰国的现代教育进入了国家主导规划的时期。④ 从20世纪70年代中后期至今，泰国的社会经济迅速发展，这为同一时期泰国教育事业的发展提供了强有力的支持，也标志着泰国的现代教育进入了快速发展的新时期。政府不断地推动着教育事业的发展和改革，以适应不断发展地社会需求。目前泰国一共有8所高等院校开设有中医类专业课程，具体内容将在本书第四章做具体介绍。

第二节　泰国历史概况

泰国在历史上先后经历了素可泰王朝、大城王朝、吞武里王朝和曼谷王朝，并于1975年与中国正式建立外交关系，开启了中泰两国间的友好往来。本节概要介绍泰国各个王朝的基本情况以及与中国的历史交往。

一、泰国历史简介

公元13世纪，当时泰国所在地区还处于高棉和孟王国的统辖范围内，随着泰族人渐渐成为现泰国大部分地区的统治力量，并逐步从当时的高棉和孟王国中独立出来。大约在1238年时，泰族人建立了独立的国家并定国名为"素可泰"，素可泰在泰语中意为"幸福的黎明"。至此标志着泰国历史上的首个主要时期，即素可泰王朝（1238—1378年）拉开了泰国在世界历史舞台上的序幕。这段时期被认为是泰国历史的"黄金时代"。

1350年，乌通王在大城府建都，脱离素可泰王国宣布独立，建立大城王国，不久后吞并素可泰王国。王朝中期成为中南半岛上的一个强国。到了17世纪初期，大城开始发展与西方国家的外交关系，尤其是商业关系。1767年，大城王朝被

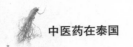

缅甸大军攻陷都城，至此历时417年的大城王朝宣布灭亡。

仅在大城王朝沦陷7个月后，菲亚塔可信将军便带着整编后的大城王朝残部随从，通过水路乘船返回了大城都城，成功驱逐了缅甸驻城守军。随后便迎来了泰国历史上相对短暂的吞武里时期（1767—1772年）。为了便于贸易、抵御外敌，这一时期都城迁至湄南河西岸的一个叫作吞武里的地方。由于大城王朝沦陷之后一直缺少中央权威的统治，吞武里王朝迅速灭亡，菲亚塔可信统一泰国各府的政治理想最终也没能实现。

曼谷王朝的统治从1782年延续至今。第一任国王被世人尊称为拉玛一世，在位时间为1782—1809年，由查库里将军在菲亚塔可信去世后加冕为王，现如今泰国曼谷最负盛名的旅游景点——大王宫，即是拉玛一世即位后将都城从吞武里迁都至河对岸的曼谷从而建造的全新皇室宫殿。拉玛一世去世时，大王宫尚未竣工，拉玛二世于是接棒完成了大王宫的修建工作。拉玛三世在位期间（1824—1851年）十分重视泰国的外交策略，开始落实重新与外界各国建立起新的联系，并十分重视和推进发展与最大邻国中国的外交和贸易往来。拉玛四世在位期间（1851—1868年）为避免泰国沦为西方列强的殖民地，代表泰国与欧洲列强签订若干条约，使泰国成为东南亚唯一没有沦为西方列强殖民地的国家。在拉玛四世执政期间，泰国经济得到了改善，社会也得到了发展。拉玛五世统治期间（1869—1910年）继承了其父亲的改革思想，彻底废除了奴隶制，并完善了公共福利制度和行政管理制度。拉玛六世在位期间（1910—1925年）十分重视泰国的教育事业，深知教育是一个国家未来的根本，他积极推行义务教育以及其他教育方面的改革。拉玛七世在位期间（1925—1935年）顺利使泰国完成了从君主专制政体过渡到君主立宪政体的重要转变。拉玛七世于1933年退位，成为曼谷王朝第一位主动退位的国王，其王位由其侄子拉玛八世继承。1939年国家名称正式由原来的"暹罗"改名为如今的"泰国"，拉玛八世在位期间（1935—1946年），泰国从1939年起实现了民主政治制度的重大转变。

拉玛九世普密蓬·阿杜德国王在位时间（1946—2016年），但逢泰国国内有重大事件发生（诸如国内暴动、军事武装政变、民族运动等），国王均会出面处理调停或担任仲裁者的角色，使国内混乱紧张的局势得以快速平息和恢复，因此获得了民众的空前支持及敬仰。

普密蓬国王逝世之后，他的儿子哇集拉隆功王储于2016年11月29日正式继承王位成为泰国新君王，拉玛十世开始为曼谷王朝续写新的篇章。

二、中国和泰国现代历史交往情况

1975年7月1日，中泰两国正式建交，开启了健康稳定的外交关系。首先，两国领导人往来密切，不管是政府间还是民间各领域均有广泛的合作和交流，长期的互联互通、友好往来、经贸合作使两国人民之间产生了如兄弟般深厚的友谊（见表1-1）。值得一提的是，泰国是现今东盟成员国中首个与中国建立战略性合作关系的国家，于2012年4月与中国正式建立

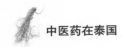

起了全面战略合作伙伴关系。

表1-1　中泰两国领导人往来情况

时　间	中泰领导人往来情况
1999年9月	江泽民主席对泰国进行国事访问
2001年5月	朱镕基总理访问泰国
2001年8月	泰国前总理他信对中国进行正式访问
2002年9月	李鹏委员长访问泰国
2003年2月	泰国前总理他信再次访华
2003年10月	胡锦涛主席对泰国进行国事访问
2005年6月	泰国前总理他信对中国进行正式访问
2007年5月	泰国前总理素拉育对中国进行正式访问
2008年6月	泰国前总理沙马对中国进行正式访问
2009年6月	泰国前总理阿披实对中国进行正式访问
2010年11月	吴邦国委员长对泰国进行正式友好访问
2012年4月	泰国前总理英拉对中国进行正式访问
2012年11月	温家宝总理对泰国进行正式访问
2013年10月	李克强总理对泰国进行正式访问

　　从1999年2月中泰两国在曼谷正式签署《中华人民共和国和泰王国关于二十一世纪合作计划的联合声明》,到2013年10月两国共同发表《中泰关系发展远景规划》,历史一次又一次地见证了中泰两国在进一步深化战略合作伙伴关系上所做出的不懈努力。

　　其次,两国在医疗卫生教育、基础设施、文化交流等方面开展的双边合作规模亦不断扩大。

如医疗卫生教育领域，在2000年这个世纪之交的特殊年份里，泰国卫生部正式以法律形式批准了中医药在泰国合法化。随着中医药在泰国的迅速发展，泰国的中医药教育体系也日益成熟。2010年，"中医本科班的教育和课程要求制度"由泰国卫生部下属的中医执业委员会正式颁布施行，泰国多所高校开始设立中医系并招收大量学员。在泰国有多所中医药研究机构，其中具有代表性的是东南亚中医药研究院，该研究院在中国中医药管理局的协助下培养中医师，组织中医资格考试，并不断地推动中医药法律在泰国的发展和完善。此外还有泰国中医药学会、泰国中医总会、中医执业学会等，这些机构积极组织泰国当地中医培训班，负责泰国中医药对外交流等工作。

2016年，中国国家教育部制订并发布了《推进共建"一带一路"教育行动》计划实施纲要，提出构建"一带一路"教育共同体的合作理念，促进同"一带一路"沿线国家间区域教育发展，全面支持完善国家"一带一路"倡议。近年来，中泰教育方面的交流与合作已成为"一带一路"教育双边合作的经典成功案例。2016年，来华留学的泰国学生总数为23 044人，同2015年相比增长15.4%。泰国不仅是当年来华留学生人数排名第三的生源国家，也是东盟国家中来华留学生数量最多的生源国家。与此同时，泰国也成为"一带一路"沿线国家中来华留学生最多的国家。截至2018年末，在泰国的外国留学生总数约4万人，其中中国留学生占75%，与2001年相比，在泰国留学的中国学生增长了9倍有余。中国也毋庸置疑地成为泰

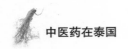

国最大的留学生生源国家。

在基础设施建设合作领域，高铁建设是重中之重。中泰铁路合作项目一期工程已于2017年正式开工建设，该项目的将建设完成泰国第一条标准轨高速铁路，且完全运用中国高铁知识产权技术建造。中泰铁路合作项目一期工程全标段建设里程总长度达253公里，计划将曼谷到泰国东北部的呵叻府连接在一起，同时计划将与已经竣工通车的中国至老挝的铁路互相衔接，两者互相串联将成为从中国昆明始发至泰国曼谷的铁路大走廊，真正实现从昆明坐火车到曼谷朝发夕至的设想。

在文化交流方面，泰国拥有亚洲国家中为数最多的孔子学院，目前一共有12家，为中泰两国搭建了文化交流的桥梁。中医药文化也通过孔子学院这一平台发挥着自身文化传播的作用。泰国东方大学孔子学院是泰国第一家以中医药文化交流为特色课程的孔子学院，学院每年均有大量全日制中医学生或在职中医师来中国学习中医课程。通过借鉴东方大学孔子学院成功的经验，泰国华侨崇圣大学与中国天津中医药大学也合作成立了以中医药文化为特色的孔子学院。

第三节　泰国医疗概况

本节通过划分时间阶段和级别层次来介绍泰国的整体医

疗以及医保情况。

一、整体医疗概况

1. 泰国现代医疗卫生体制的三个阶段

第一个阶段是由传统至现代的体制改革阶段，即1888年至1976年。这一时期最引人注目的是，泰国增加了医疗卫生基础设施在广泛区域内的覆盖，使民众在长期接受泰医和中医治疗的情况下日渐接受西医的疗法。

第二个阶段是对初级卫生保健的深入改革，提高了特定群体的卫生服务可及性，这个阶段是1977年至2000年。在这一阶段，泰国的医疗和卫生体制发生了两大变化：一是在1978年阿拉木图会议后泰国开始重视初级卫生保健。初级卫生保健概念在泰国被普遍接受和实施；二是改革初级卫生保健经费筹资方式，以提高特定人群的卫生服务覆盖率，实施的医疗保障制度主要有医疗卫生福利计划、社会医疗保障计划、国家公职人员医疗保障制度以及居民健康卡制度。

第三个阶段是从2001年至今，通过进一步建立和完善诸如公务员医疗保险制度、社会医疗保险制度和"30铢医疗保险计划"（以下简称"30铢计划"）等医疗保险制度，使得泰国基本医疗卫生保障实现全民覆盖，初级卫生保健得到了前所未有的加强。其中"30铢计划"覆盖面最广，因为泰国民众仅需支付30泰铢（折合为人民币约6.63元）就能在医院得到最基本的医疗保健服务。

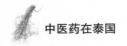

2. 泰国医疗卫生资源的组成和分级

泰国医疗卫生资源由个体私人和公共部门组成，以公共卫生机构为主。将泰国所有的省分别划分在12个区域内，每个区域大约覆盖8～9个省，每个区域医院床位总数在600～900张。每个省下设有省级综合性医院，在省下属90%的（区）县地方层面拥有社区医院，各社区医院床位总数在20～100张。再往下一级到乡层面，绝大部分设有乡级社区卫生服务中心，相当一部分公共卫生机构合理分布在泰国农村地区。最后是村级层面，在村一级设置有村初级卫生保健站。

初级卫生保健、二级医疗服务、三级医疗服务是泰国医疗卫生服务的三个划分等级。社区卫生中心主要负责初级卫生保健的实施，每个社区卫生中心的服务覆盖人口为2 000～5 000人，一般雇佣3～5名中心工作人员，一般不设有专职医师，由护士以及志愿工作者提供基本的治疗服务和预防保健工作。二级医疗服务主要由社区医院提供。社区医院位于区（县）一级，每个社区医院的服务人口为5万～10万，床位约100张。社区医院根据床位数雇用80～170名各类卫生医务人员，一般以全科医师为主。除提供综合性的卫生服务，社区医院同时向社区卫生中心提供各类技术支持并担负监管指导的职责。另外，还有一些个体私立医院也参与提供二级医疗服务。三级医疗服务主要由省级及以上大型综合医院等具备相应实力的机构承担完成。省级综合医院病床数一般在300～600张及以上，主要有各类卫生部直属综合性医院或专科医院、高校大学附属医院以及大型的私立医疗机构。在泰国，平均每万人口拥有3

名医师、1名口腔医师、14名护士以及22张床位。

二、整体医保概况

泰国人口结构主要以农业人口为主，并在农业人口约占全国总人口的70%以上的情况下实现了医疗保障覆盖95%以上泰国公民。促成高医保覆盖率的主要因素是泰国有效且公平的健康保障制度。

1. 泰国三大医疗健康保险制度类型

第一大类为国家社会福利特性的医疗保障制度，如覆盖政府公务员及其家属的免费医疗，即国家公务员医疗保障制度，以及针对低收入家庭、6～11岁的儿童、老年人、僧侣和退伍军人等实行的免费医疗。

第二大类是强制性的医疗保险，包括对于正式设立的部门、私营企业的职工的强制性的社会保障计划以及对受工伤雇员的工人补助计划。

第三大类为自愿医疗保险，即个人商业医疗保险和国家的"30铢计划"，其中"30铢计划"是针对没有参加社会福利型医疗保障制度或者强制型医疗保险的泰国公民。

2. 泰国国家健康保障制度发展的三个时期

（1）启蒙时期。20世纪70年代至90年代，是泰国探索建立国家健康保障制度的启蒙时期，泰国政府尝试了各种方式方法，诸如工人补偿基金、经济困难人员免费医疗保健、公务员医疗保险、个人健康卡等健康保障项目为泰国不同社会群体提

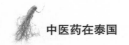

供各类健康保障福利，政策涵盖了贫困人群、老年人群、妇女儿童以及残障人士等弱势群体。

（2）扩张时期。20世纪90年代至2000年是泰国国家健康保障制度的疾速扩张时期。在这期间，泰国政府将工人补偿基金的范围扩大到所有私营企业和部门的雇员，实行国家政府、企业雇主和企业雇员三方共同缴纳医疗保障经费的政策，对医院的拨款从原来的核定金额拨款转变为按照"人头"拨款的方式。与此同时，泰国政府将贫困人群免费医疗改革为一个公共救助系统，支付方式由原来的总额预付制改为按人头向医院拨款，使健康卫生公共事业经费的统筹管理更为合理。在此期间，泰国各种类型的健康保障全民覆盖率达到了60%左右。

（3）完善时期。2000年之后，泰国步入全民健康保障制度的建立和完善时期。其"30铢计划"的推行使得泰国的医疗健康保障体制最终实现了高覆盖率、低收费的整体目标。

3. 泰国"30铢计划"

泰国于2002年4月起开始实施"30铢计划"，即全民健康保险，主要为能够覆盖当时还没有任何福利计划或者健康保险的人群，以实现全民覆盖，同时取代健康卡计划。自从2002年4月正式实施该计划以来，泰国成为众多中低等收入国家中为数不多的为全体居民提供基本卫生服务保障的国家之一。"30铢计划"主要通过税收融资，测算后按照参加人头为基础拨付费用。用于拨付人头费的资金与国家保险资金是完全独立的，每年的金额通过洽谈研判后确定，由泰国国家卫生安全办公室具体负责资金的管理工作。对卫生服务提供者的拨付采用混合拨付方式，主要是按病种和按人头两种付费方式。按人头付费方式由泰国国家财政部门，按照600铢每人每年的门诊标准支付给医院；住院费用则按照病种的标准支付。保险涵盖了门急诊、急救以及住院基本保障，公民每次进行门诊或者住院所需的费用仅仅为30铢，特困人群凭相关证明就医更可以免于支付这项费用，且可得到以下基本医疗卫生服务：预防保健和健康促进服务、门诊和住院医疗服务、正常住院期间的食宿费用覆盖、不多于2次的分娩和拔牙之类常见口腔疾病的治疗等。2005年，泰国"30铢计划"的覆盖率占全国总人口数量的75%，社会医疗保险占14%，公务员医疗保险占7%，其余没有参加保险人口的占4%。

　　虽然优势显著，但"30铢计划"也存在不容忽视的问题。自从计划实施以来，公立医院医师的工作量长期处于超负荷状态，且情况日益严重，致使不少高水平医师为避免高强度的工作压力而转投私立医院，一大批高水平医师从公立医院流失，公立医院因而难以开展一些高精尖技术的研究，并带来一系列诸如患者就诊等待时间延长，甚至一些手术要排队等待数月的连锁反应。与此同时，以往根据各省（府）历年医疗支出总费用进行预算分配的拨款方式，被按照服务人口进行预算分配的拨款方式代替，卫生资源相对过剩地区的医院将得不到足够的资金补偿，还可能面临由于经营资金短缺而难以正常运行的局面。

　　4.弱势群体医疗保险

　　在泰国，丧失劳动能力保险和死亡保险基金由企业雇主、企业雇员和政府三方面共同集资承担。企业雇员按照其年工资收入总额的1.5%进行缴纳，政府和企业雇主也分别按照雇员税前年所得工资发放总额的1.5%缴纳，类似于我国住房公积金的缴纳方式。因工伤残保险由雇主缴纳，雇员和政府不承担缴纳因工伤残保险费的责任。缴纳的标准是雇主根据从事工作的风险程度从年工资发放总额中提取0.2%～2%。雇员伤残期间享受治疗和检查费用补贴，并享受生活补贴，补贴标准根据伤残程度而不同。能够参与享受因工伤残津贴的还包括伤残人员生活不能自理的配偶、父母及其18岁以下的子女（如处于学习阶段则没有年龄限制）。

5. 社区卫生保障

泰国实施社区合作的医疗保障模式，这种模式贯彻了"风险共担，同舟共济"的精神宗旨，在社区内部通过社区群众集资建立起由社区组织集中管理的医疗保障基金，政府给予一定比例的补助，采取预付费方式支付参保人员及其家庭成员的医疗、保健和预防等医疗服务费用，是一种综合性、多功能的医疗保险政策。

泰国的实践表明，通过完善社区层级的卫生服务体系，能够帮助扩大医疗保障的覆盖率，同时能够引导卫生服务的筹资，提高卫生服务的效率，并且对艾滋病的防治等起到重要作用。泰国的卫生医疗筹资方式采用社区自行筹资和国家预算投入相结合的方式，其中国家预算投入占全部卫生筹资额的比例大约为35%。泰国对于社区卫生服务的投入量之大，不仅体现在对服务提供方的资金投入，如医务人员的日常工资、医院设施的配置和建设，而且还有针对服务需求方的投入，如低收入人群就医主要通过健康卡工程来实现等。

世界卫生组织将泰国的社区卫生服务称为"市场经济条件下实现人人享有卫生保健改革的新思路"，其在防治艾滋病、推进医疗保障体系发展等方面的实践经验，为许多国家的社区卫生服务提供了启迪。

第二章

中医与泰医

第一节 中医与泰医概述

在一些国家，传统医学已沿用了上千年。传统中医药的历史可以追溯到远古时期，如今中医药已乘着"一带一路"倡议的东风迅速传播到世界各地。无独有偶的是，相关考古证据显示早在1238年的素可泰王朝时期，人们已开始使用草药来治疗各种疾病和保持健康。泰国自成体系的传统医学一直是泰国人民医疗保健的重要手段。

在亚洲各国的传统医学中，中国、韩国、日本的传统医学起源于古代中国，阿育吠陀医学起源于印度，玉灵医学在阿拉伯国家被使用。虽然泰国传统医学在世界上不被认为是一门主要的传统医学，但其疗法颇具特色，值得我们学习和借鉴。受许多长期旅居泰国的华人华侨的影响，中医也被泰国社会所接受，并且得到一定的发展。

学术界认为，中国和泰国的传统医学在起源、理论体系和诊断方法上不尽相同。然而，自现代医学从西方世界传播至东方后，它们在近现代的发展表现出惊人的相似性。本节即对中医药和泰医药进行概述和比较。

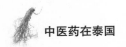

一、定义和简史

　　按照中国全国科学技术名词审定委员会审定的名词，中医学是"以中医药理论与实践经验为主体，研究人类生命活动中医学中健康与疾病转化规律及其预防、诊断、治疗、康复和保健的综合性科学"。中医学是在阴阳五行理论指导下、从动态整体角度研究人体生理病理药理及其与自然环境关系、寻求防治疾病最有效方法的学问。传统中医源于中国文化，尤其是道教、儒教和佛教的思想观点对传统中医的存在和发展起到了至关重要的作用。传统中医起源于传说中的氏族领袖伏羲，战国后期至秦汉时期建立了其理论体系，形成了2 500多年的中医综合学术体系。在晋朝和唐朝时期，中医学吸收了大量来自阿拉伯国家、日本和印度的医学信息，进而飞速发展。至宋和元时期，由于印刷术的出现和造纸术的进一步发展，使中医药得以广泛传播并得到深入研究。明清时期，中医学的各方面都得到了极大的扩充，中医药理论和实践体系经由通商和传教士被传播到欧美一些国家。但是自1840年鸦片战争以来，中华民族长期陷入备受欺凌的状态，西医就此扎根，中医学进入一百年的衰退。直到中国实行改革开放后，国家充分认识到中医药这个中华民族5 000年历史文化积淀出的瑰宝的魅力，大力弘扬和传承中医药文化，至此中医药迎来了一个崭新的发展时期。

　　根据"保护和推广泰国传统医学智慧的法案B.E.2542"

（1999年），泰国传统医学被定义为"处理检查、诊断、治疗或预防疾病的医疗过程，或用于促进和康复人或动物、助产、泰式按摩，以及各项准备工作，生产泰国传统药物，用于泰国传统医学的医疗设备和仪器的制造"。泰国传统医学源于佛教信仰，尊重自然并仔细观察各种自然变化，尊重和传承祖先们留下来的智慧结晶。此外，泰国传统医学知识也经过了"选择""适应""接受"和"利用"的过程，如对印度和中国传统医学的吸收和消化，并使之适应泰国本地的生活需求。泰国传统医学的知识被逐渐开发、系统化、修改完善、记录下来，并一代一代地在泰国历史的长河中流传，其中曼谷王朝的执政国王拉玛三世对泰国传统医学的发展起到了重要作用。

二、学术思想与理论体系

中国传统医学是基于天地万物与人是一个共同的整体，或者换句话说就是人与自然的联系是和谐的。根据中国传统医学理论，人会生病是因为不懂得自然、社会或者人类关系的法则，疾病都是由于三方面的不平衡导致的，即人与自然的不平衡、个体与社会的不平衡、身体各器官之间的不平衡。这与一些西方古国如古希腊和古罗马的医学理论十分相似。中国传统医学是集阴阳学说（正面和负面的力量，它们不仅相互依存、相互对立，而且往往会变换在阴晴圆缺的交替）、五行（水、火、金、木、土五大要素，它们之间的关系是相互促进、相互作用、作用和反作用）、经络、藏象、辨证论治、针灸药理学等理论为一体的辨证动态系统。中国现存于世最早的医学理论典籍就是《黄帝内经》，分为《灵枢》和《素问》两部分，直至今天《黄帝内经》仍然是中国传统医学的理论体系支柱。中医药的另一部理论经典《神农本草经》于东汉时期集结整理成书并广为流传，成书非一时，作者亦非一人，该书作者众多现已无法考证，托名中华文化人文始祖神农氏所著，是对中国中医药的一次系统总结。《神农本草经》详细总结和汇总了中国古代众多医家的宝贵医疗经验，记录了365种药材，并将这些药材按照君、臣、佐、使分类。它是迄今为止被发现的中华民族历史上最早的药典。

　　泰国传统医学综合了印度阿育吠陀系统衍生的医学和中医学，并对超自然、神秘性和占星术有着根深蒂固的信念。佛教对泰国传统医学有着巨大的影响，其许多原则都被用于医学分析。此外，泰国传统医学的主要哲学思想很大程度上受到阿育吠陀教与佛教思想的影响，旨在达到四个基本元素之间的相对平衡，即风、火、土、水。这些元素在泰语中被称为"四相"，被视为人类生活的本质。为了保持健康，四元素必须保持完美的平衡与和谐状态，泰国传统医学试图通过克服系统的不平衡来恢复健康。泰国传统医学还指出，每个人都有自己的主导元素，即"先天相"，基本上是按日期和一个月的概念确定。各人的"先天相"与一个人的性格和外表乃至一个人的健康弱点有着尤为密切的关系。泰国传统医学认为，季节、年龄、地理环境、实践和行为方式也可以影响一个人的健康。疾病可能由超自然力量（先祖的灵魂、邪恶的鬼魂和恶行的精神惩罚）、自然力量（四相的不平衡、冷与热的不平衡、身体的不平衡）、宇宙力量（日月星辰的影响）和"Kimijati"（相当于微生物或寄生虫）导致。在纳莱王大帝统治时期（1656—1688年），医生们联合编撰了《纳莱大帝药经》，这是泰国第一本官方的药学教科书。

三、诊断和治疗

中医四诊（望、闻、问、切）是中医四种主要诊断方法。"望"即观察，是通过了解患者的表情、面色、体质、体态、舌质、舌苔、分泌物、排泄物的颜色，以了解脏腑情况的方法。"闻"即听诊和嗅诊，是听患者的声音和闻其呼吸和排出气味的方法。通过患者说话声音的变化、呼吸、咳嗽及其气味可以发现其是否畏寒、发热、过激甚至功能受损。"问"是询问患者疾病症状、病因、病程、主诉（特别是疼痛）、既往史、生活习惯等有关情况的方法。"切"即触诊，切脉又称脉诊，是中医主要项目。八纲（八原则）是中医治疗的重要原则。它们是阴阳、内外、寒热、虚实。尽管疾病有其复杂性，但基本上都可以归纳为八纲。八纲之中，阳包括外、热、实，而阴包括内、寒、虚。如对疾病进行八纲辨证作出正确的诊断和治疗。中医强调"治愈尚未发生的疾病，而不是治愈疾病"，简称"治未病"。所谓的"治未病"就是通过提高人们在患病之前的健康程度，帮助人们在第一时间预防疾病，并且当

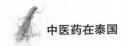

疾病到来时，中医也会通过治疗阻止它恶化。在长期的实践和发展中，中医形成了完整独立的理论体系和独特有效的临床治疗方法，以中草药为核心，辅以针灸、按摩推拿和气功等疗法。

泰医进行诊断和治疗时同样需要了解患者的病史、症状、主诉及平时的生活习惯，检查诸如心率、脉搏、温度，并对器官或身体部位进行视觉和手动检查，同时检查身体结构、关节和四肢的运动程度等。除此之外，基于"四相"原理，传统泰医需要知道患者的出生年月日，用于知晓病人患者的"先天相"和确定是哪些元素造成了失衡与疾病。泰医师还会通过占星做出诊断及治疗患者。泰国传统医学的治疗强调调整体内元素的平衡以促进健康，自然因素如"先天相"、季节、外部因素也会在治疗患者被予以考虑（患者可以采取服用草药制剂，进行传统泰式按摩，使用草药敷贴或草药熏蒸等疗法）。

为更直观地比较中医和泰医，表2-1总结了这两种传统药学的一些重要特征。

表2-1 中医与泰医的比较

比较项目	中　　医	泰　　医
理论基础	阴阳、五行、经络	佛教和印度医学沿袭的四相和先天相
诊断方法	四诊、八纲	征兆和占星
经典著作	《黄帝内经》《神农本草经》	《纳莱大帝药经》
治疗方法	汤剂、中药制剂、针灸、气功、按摩	草药制剂、泰国传统按摩、热敷、草药蒸汽浴

第二节 中医和泰医当代发展的比较

本节旨在比较中医和泰医的关键性历史发展（对于西医冲击的应对和结果以及当下的复兴和前景）以及两者存在的相似点和差异。在这个日新月异的全球化时代，这种比较的现实意义是发现传统医学的客观发展规律，充分识别中医和泰医之间的异同，搭建必要的平台来保持文化交流和增进两国间的了解及合作。

一、中医当代重要发展阶段

1. 低谷阶段

1914年，北方军阀政府发表废除中医声明。1929年，国民党政府审议通过了废除中医药的决议，随后中医药界进行大规模群众游行反对该决议，为此国民党政府不得不宣布撤销该决议。因历史上闭关锁国所带来的一连串影响，导致中国这一泱泱大国在长期固步自封后，无论在科技还是文化领域均处于十分落后的状态。西方众多新技术新事物突然进入人们的生活，很难不让国人心驰神往，西医以其清晰的理论框架和行之有效的治疗手段很快俘获了人心，相比中医的辨证论治体系，西医更容易被普通老百姓所接受。直到1954年，中央政府在全国各地发表备忘录，支持中医药知识的保护和传承抢救，并在南京成立中医医院和中医药大学。其他城市由此纷纷效仿。1958年，政府建议并鼓励西医医师学习中医，提倡中西医相结合的理念，但这些举措也没能阻挡中医药在当时渐渐淡出人们生活的趋势。尤其在1966—1976年这段时间，传统中医药作为中国传统文化的一部分，几乎难以为继，中医师被从学校、医院和诊所清除。因中医理论受传统道家思想影响被认为是旧思想，中医所具有的文化特色属性被认为是旧文化，长期应用中医治疗各种疾病则被认为是旧风俗和旧习惯，中医被贴上了"四旧"的标签，在破"四旧"的狂浪席卷下，中医的萎靡在所难免。

2. 复苏阶段

1976年，在南京第一所中医学院创始人吕炳奎先生的帮助下，一封请愿书被送至中央政府。该封请愿书的意思很简单：传统中医已经面临后继无人的窘境，如果不立即采取行动，最后一批中医医师即将逝去，那么再也不可能集聚一批教员了。中央政府也收到全国各地支持中医药的备忘录。同时复兴中医的呼声日高，中共中央书记处最终确立并提出了"中西医结合、中西医并重"的发展策略和方针政策。1979年，全国中医协会成立，并组织编校出版了许多传统中医文献。1988年，国家为了更好地加强对传统中医药行业的监管，设立了中医药管理局，隶属于国家卫生部（现国家卫生和健康委员会）。

在国家发展趋于稳定以及老一辈中医学者的不断努力下，中医终于走出了历史上最为低谷的时期。如果没有当时国家领导人的高瞻远瞩，或老一辈中医学者的坚持不懈，或许至今仍没有中国科学家因为在中国本土进行的科学研究而获诺贝尔科学奖，传统中医献给世界的礼物——青蒿素可能还未被发现并应用在抗疟治疗中。

3. 快速发展阶段

正式吹响中医复兴号角的是当时震慑全球的"非典"事件。2003年全球范围内爆发非典型性肺炎（SARS），中医药在防范SARS方面异军突起，引人瞩目。2003年4月7日，《中华人民共和国中医药条例》经国务院批准正式颁布，该条例明确了进一步发展中医药的指导思想，并于2003年10月1日起正式实施。

2008年4月21日，国务院印发了《关于支持和促进中医药事业健康发展的若干实施意见》。意见为发展中医药提出了五项基本原则，即中西医并重、中西医结合、坚持继承与创新的辩证统一、促进中医全面发展、加强政府支持。

2010年11月16日，针灸被联合国教科文组织正式列入《人类非物质文化遗产代表名录》。中医针灸热潮遍传海内外。在中国，超过100万家综合性医院设有中医科，全国范围内共有超过100家中医药专门机构和科学研究中心。

2016年2月，国家发改委与国家中管局联合印发颁布了《中医药"一带一路"发展规划（2016—2020年）》，旨在进一步加强中国与"一带一路"沿线国家在中医药和各国传统医学领域的合作与交流，创建"一带一路"对外开放的中医药发展新格局，并到2020年基本成形。在"一带一路"沿线国家建设30个能够提供中医药诊疗服务的海外中医中心，利用国际标准

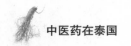

化组织中医药技术委员会（ISO/TC249）落户上海的优势，在规划期间新颁布20项由中国科学家主导制定的中医药国际标准，完成100种中药产品的国内外注册事宜，共建50处海外中医药对外交流合作示范基地。中医药医疗和保健作用正快速被"一带一路"沿线国家人民所广泛认同，不少国家以立法的形式承认中医药在其国家的合法地位。发展规划还提出了"政策沟通""资源互通""民心互通""科技联通"以及"贸易畅通"的"五通"原则。2016年12月25日，由国家卫生和计划生育委员会（现国家卫生和健康委员会）起草、国家中医药管理局组织专家参与多次修改、最终通过国务院审查的《中华人民共和国中医药法》正式颁布，于2017年7月1日起正式施行。

21世纪是中医药发展的黄金时期，自新世纪以来不到20年的时间里，中医药发展所取得的成就有目共睹，相信我国中医药事业发展的新时代已经到来。

二、泰医当代发展重要事件

泰国传统医学的加快发展始于20世纪后半叶。1923年和1936年，泰国分别颁布了《佛历2466年医药法案》和《佛历2479年医术实践控制法案》，这两部法案的颁布使得泰国传统医学从业人员在国家医疗系统的状况变得更糟。

1978年，世界卫生组织签署的阿拉木图宣言号召其成员国将传统医学和草药纳入各自的基础医疗项目当中。泰国公共卫生部响应世界卫生组织的号召，复兴传统医药，提出了在初级卫生保健中促进药用植物使用的政策，并增补纳入国民经济和社会发展第四项计划（1977—1981年）。在诗里拉吉医院，泰国传统医学从业者、医师和大学教授参与了泰国传统医药会议，讨论如何复兴泰国传统医学和提高其在卫生系统中的地位。

1980年，泰国国家经济和社会发展委员会委托国立玛希隆大学药学系研究泰国药用植物发展战略。

1982年，泰国传统医药促进基金会由Ouy Ketusingh教授建立，致力于泰国传统医学的复兴、促进和提高，以及促进对药用植物的应用和研究。

1987年，泰国公共卫生部出版《泰国传统医学自力更生》一书，作为未来发展的指导方针。

1989年，泰国公共卫生部在其常任秘书办公室下设置成立了"泰国传统医药发展合作中心"，用于制定策略和协调有助于泰医药发展的活动。

1993年，泰国传统医药发展合作中心转变为泰国传统医学研究院，同时其机构所属由原来的公共卫生部常任秘书办公室转至医疗服务部。

2001年，泰国政府在国会进行的政府政策报告中提出将发展泰国传统医学作为泰国公共卫生部18项主要任务之一。

2002年10月3日，由于官僚改革法案（《佛历2545年法案》）的提出，泰国传统和替代医学发展部被确立为秘书处的下属部门，新部门包括泰国传统医学研究院、替代医学部和秘书办公室。这清楚地表明了政府积极推动泰国传统医学成为泰国人民另一种医疗手段的承诺。

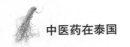 中医药在泰国

2007年6月12日，内阁批准《佛历2550—2554年国家战略计划对"泰式"智慧、"泰式"健康的发展》，决定了民间医药的方向和作用，决定了泰国传统医学和替代医学在全国卫生系统中的地位，并且号召各界参与实施该计划。该国家战略计划由五个战略计划组成，即教育知识体系发展计划、卫生服务体系发展计划、人力资源体系发展计划、泰国传统医学和中草药发展计划、泰国传统医学相关知识和泰国草药保护计划。

2009年，根据泰国卫生监督署的统计数据，在医疗保障体系覆盖的公共卫生服务机构，接受泰国传统医学治疗或康复的患者比例为9.03%。

2010年，泰国传统和替代医学发展部建立了泰国传统医学研究所，旨在加快国家在泰国传统医药研究项目上的步伐。

2012年，泰国传统和替代医学发展部建立了泰西医结合医院作为泰国传统医学示范性医院。

2015—2016年，泰国传统和替代医学发展部为了响应泰国促进草药生产业的政策，会同其他部委联合制定了《发展泰国药用植物国家总体规划（2017—2021年）》。

2016年，泰国传统和替代医学发展部通过加速在省级公共卫生办公室以及公共卫生设施中设立泰国传统医学工作组的方式，进一步支持国家将泰国传统医学纳入健康服务的计划。

三、中医与泰医的相似与差异

就近代中医和泰医的重大事件来看，虽然在历史渊源、学

术思想、理论体系和诊断方法上两者有不同之处，但其现代发展体现了惊人的相似性。具体表现为由于西方现代医学向东扩展，导致了19世纪早期传统医学在泰国和中国的医学实践中地位下降。中医和泰医作为各自国家曾经的主流医学，由于受到西方医学的冲击，都经历了持续多年的排斥和限制。然而，泰医和中医并没有灭迹，而是被集成到各自国家的医疗服务系统中，尤其在治疗和保健方面，泰医药和中医药的贡献难以替代，因而在百姓中享有较高的认可度。

在中医药现代化发展的情况下，这两种传统医学之间也存在一些差异，如表2-2所示。

表2-2 中泰传统医学现代化发展比较

比较项目	中国传统医学	泰国传统医学
复兴的时期	2003年SARS爆发之后	1978年阿拉木图宣言公布之后，世界卫生组织敦促成员国制定包括传统医学和药用植物的初级卫生保健程序
复兴的主要原因	① 国力的增强与中华文化的复兴 ② 优秀的医疗成果和平民百姓的高度欢迎 ③ 政府支持与帮助	① 世界卫生组织对本土医药和初级卫生保健的政策 ② 现代医学的高昂代价和医疗保健的自力更生 ③ 泰医药产品的经济潜力和实践 ④ 中国和印度在国内卫生系统将现代医学和传统医学知识整合的成功范例
政府责任机构	中华人民共和国国家中医药管理局	泰国传统和替代医学发展部

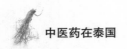

（续表）

比较项目	中国传统医学	泰国传统医学
在国家卫生体系中的地位	与西医相当	传统和替代医学
国家发展政策	五个基本原则：中西医并重、中西医结合、坚持继承与创新的辩证统一、促进中医全面发展、加强政府支持	五个战略计划：发展教育知识体系、发展卫生服务体系、发展人力资源体系、发展泰国传统医学和中草药、保护泰国传统医学相关知识和泰国草药

第三章

泰国的中医医疗

第一节　中医药在泰国的发展历程

泰国如同世界其他国家一样，不仅依靠现代医学方法解决人民健康和病症的问题，同时也运用多种多样的替代医学或补充医学，如长期经验积累流传下来的泰医，以及自古以来参与保护泰国人民健康的传统中医学。本节将分阶段介绍中医药在泰国的发展历程。

中医药在泰国的发展历史最早可以追溯到 13 世纪中叶的素可泰王朝时期，伴随我国古代东南沿海地区的华人移民至泰国而逐渐传入的。据记载，泰国古代宫廷内设有御医机构，御医中就包括有中医医师。大城时期已有华侨在其都城阿瑜陀耶出售中药材，可见中医药早在 600 多年前就已进入泰国王室的视线以及泰国人民的日常生活当中。在距今 400 多年的纳莱王大帝统治时期，《纳莱大帝药经》中就有中草药方，足以证明从古至今中医学与泰国传统医学共同服务于泰国王室的健康。

自曼谷王朝以来，大量华人移居泰国，1903 年开设了泰京天华慈善医院，这是泰国第一家拥有中医服务的医院。1906 年，泰国华侨创办了以中医为主的私立医院。1936 年，泰国政府颁布政策，允许从业人员通过考试领取泰古医执照后即可加入泰国中医总会。

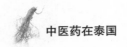

由于西医、西药大规模地传入泰国，从1945年起，泰国政府陆续制定了一些限制中医药在泰发展的相关政策及法令，诸如1958年颁布的《禁止与中国贸易条例》限制了当时中医在泰国的发展，直至1975年中泰建交，一些限制中医药的规定才逐渐被取消，期间中医药在泰国的发展颇有一些曲折。中医药不仅是具有卫生医疗作用，同时也能作为中国5 000年文化传播的一种途径。

泰国国会于1987年审议通过了一项议案，正式批准允许在泰国境内使用中草药。1999年，《佛历2542年行医执业皇家谕令法》第31条规定，中医学可作为来自国外的学科或知识进入泰国。谕令允许通过中医执业委员会评估的祖传中医师或大学毕业生获颁临时中医执业医师资格证后在泰国行医。2001年7月，中医药在泰国正式合法化，中医师通过相关考试后可获得由卫生部颁发的行医执照，这使泰国成了除中国以外第一个宣告中医药合法的国家。中医药法律合法化进程推动了泰国中医药市场的良性发展，目前泰国已形成西医、中医、泰医三者并存，共同为泰国人民健康服务的局面，中医院及中医所遍布泰国。

2009年7月22日，泰国颁布《佛历2552年依照佛历2542年行医执业皇家谕令法制定中医执业成为行医执业专科皇家谕令法》。2013年1月9日，颁布《佛历2556年行医执业皇家谕令法》（第4版），取消《佛历2552年依照佛历2542年行医执业皇家谕令法制定中医执业成为行医执业专科皇家谕令法》，宣布中医执业成为行医执业专科，规定注册及获得中医执业医师资格证者必须从中医执业委员会认可的教育院校毕业，并已获取中医学学士学位或相当于中医学学士学位的毕业证书。

至2019年5月31日，注册及获得中医执业医师资格证的中医执业医师已超过1 000人。泰国8所高等教育院校开设了中医专科教学，包括华侨崇圣大学、庄甲盛皇家师范大学、那空叻差是玛学院、清莱大学、碧瑶大学、兰实大学、泰国皇太后大学等。泰国设立中医执业委员会管理中医执业医师的行医方式，使其按标准执业，与其他医学共同保护泰国人民的健康。

现今，泰国政府开始重视传统医学，在当地华人华侨的推动下，中医药在泰国步入了一个崭新的发展时期。伴随着我国"一带一路"合作倡议的展开，泰国作为进入东南亚的重要通路之一，中泰两国在传统医学方面的合作将迎来一次空前良好的契机。

第二节　泰国中医医院

目前在泰国最具代表性的中医医院有两家，分别是华侨中医院和泰京天华慈善医院。在泰国其他一些医院，中医主要以针灸科的形式存在。本节主要详细介绍华侨中医院以及泰京天华慈善医院这两家泰国中医医院的基本情况。

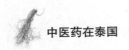

一、华侨中医院

1. 建院背景

华侨中医院在华侨报德善堂已故董事长郑午楼博士、现任董事长胡玉麟博士及董事会成员的鼎力支持下，由泰国卫生部直接统筹指导于1995年7月5日成立。"全心全意为人民健康服务"是华侨中医院成立以来秉承的理念。华侨中医院对待患者不分等级、国籍、宗教，提供一视同仁的医疗服务。华侨中医院对中医药的运用与发扬，给泰国人民对中医药的认识打下了坚实的基础。

2. 人员配置

华侨中医院成立之初仅有几名医师。到2017年，中医院已拥有27名高级中医师，包括在中国具有几十年丰富临床医疗经验的医学专家和教授，同时还有在中国留学即将毕业的研究生医师储备。华侨中医院注重人才培养，设立留学奖学金派送青年医师前往中国各大中医药学院校（如上海中医药大学、北京中医药大学等）攻读硕士和博士，这也为将来扩大医院科室和应对与日俱增的患者做足准备。从2015年开始，前往中国攻读硕士和博士的青年中医师逐年学成归来成为华侨中医院的重要医师力量。

3. 科室设置

华侨中医院开设有以下三个科室。

（1）内科。包括普通内科和专科科室，如肿瘤癌症科、肾科、妇科、男科、心血管科和养生科等。

（2）针灸科。治疗中医脑病、痿证、痛证等多学科疾病。中医脑病含脑卒中、半身不遂、高血压、耳鸣目晕、吞咽功能障碍等；中医痿证主要含由神经引起的内科疾病；中医痛证含各种神经痛、内脏痛和各种皮肤病，如粉刺、色斑色素沉淀、荨麻疹、牛皮癣等。

（3）骨伤推拿科。该科室又划分为两个附属子科室，骨伤科和推拿科。前者主要运用中医手段治疗各类骨科疾病，后者则运用中医推拿手法治疗一些儿科、内科、骨伤科、妇科的常见病症，例如儿科中的婴幼儿腹泻、肠胃消化不良、颈部歪斜等，内科中的急慢性腹泻、高血压、头痛等，妇科中的月经前期综合征、痛经、闭经等。

表3-1　华侨中医院中医服务价格

治疗项目	费用（铢）
内科诊费	200
针灸科诊费	300～1 600
推拿科诊费	500
骨伤科诊费（骨折、脱位和骨裂治疗费根据病情而定）	500以上
皮肤美容科诊费	200
中药面膜	300～500
艾灸	50～100
拔火罐	50
基本服务费	100
药费	以具体药方计算

注：需要中医面膜、艾灸或拔火罐单项服务的必须先挂号。

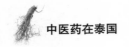

4. 社会服务

除了提高服务质量和医务人员的专业水平以外，华侨中医院还向社会提供必要的中医中药服务支持，并与政府及相关私立机构保持长期合作。

（1）华侨中医院成立中医药合作中心，由已故华侨中医院第一位院长苏壂先生与泰国卫生部医务厅发展医疗服务系统已故名誉博士陈仰和西医师合作创立。此后，华侨中医院中医药合作中心还与上海中医药大学合作，设立针灸进修班，开展了为期12周的针灸培训课程。从1998年以来，进修班使用得到世界卫生组织认可的上海中医药大学的培训教程，给西医医师进行中医针灸培训。进修班第一位讲师为程子成教授，他既是华侨中医院的医师，也是上海中医药大学的中医中药专家。程教授在向泰国人民和西医医学人员传播针灸治疗知识的过程中发挥了举足轻重的作用。从2005年开始，中医药合作中心已和上海中医药大学合作开展了12届中医针灸培训班。目前中医药合作中心已移迁成为泰国卫生部的下属机构，华侨中医院还频繁派送从中国聘请来的高级中医针灸科医师到泰国卫生部做特聘讲师。

（2）华侨中医院设立义诊流动医疗队，并与政府及相关私立机构合作，前往泰国各地为百姓免费医治。

（3）每年举办两三次健康讲座，此活动最初由已故华侨中医院前院长蚁锦中先生与泰国卫生部联合举办，以传播和发展中医中药的文化精华为最终目的，服务对象为泰国所有中医医疗机构工作人员和一般中医爱好者。

（4）成立华侨中医院教研处，专门负责华侨崇圣大学、庄甲盛叻察帕大学和那空叻差是玛学院等多所高等院校中医毕业班学生的临床实习。

（5）每个月免费举办日常健康知识讲座，给百姓传播预防疾病知识。

（6）华侨中医院已经开始发展以基本资料和先进的中医中药为主要内容的信息技术系统，包括与泰国卫生部共同协作疾病代码和条件／中医症状，以便搜集和区分各种疾病统计和分类和相关中医健康问题，可以说是在泰国第一次搜集中医药统计资料。

5. 药房工作及中药质控

华侨中医院认识到好医师必须配备有好药材，治疗才能取得好疗效，因而非常重视药房的工作质量以及中药材质量。配药环节还指派专人检查所配中药是否恰当准确，严格按照药房工作制度为每位患者配药供其自煎或代煎。除此以外，中药房配药的药物类型有胶囊、丸剂、颗粒剂、膏剂、散剂等，便于携带。对于不方便等待煎药的患者，还有送药上门的服务。

在中药房部方面，华侨中医院制订了工作标准流程，使配药、抓药、煎药、生产药和发药各环节标准化运作。此外，华侨中医院还合理扩大药房部，给药房各个部门配备足够的工作人员，调整发药和抓药步骤，并采用各种电子设备以跟上时代，提高服务的工作效率。

6. 发展及愿景

从成立至今，华侨中医院不断地发展基础设施建设。根

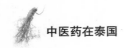
据华侨中医院全面普及中医中药的政策，为了解决泰国各个地区患者看中医难的问题，2014年5月20日，经过前期的大量准备工作后，华侨中医院在泰国呵叻府设立呵叻分院。呵叻分院设有针灸科和内科，驻诊医师3名，高级顾问专家医师2名。截至目前，华侨中医院呵叻分院就诊患者数逐日增加，平均每天大概有150人次。

华侨中医院下一步的工作计划是进一步完善全面管理质量手册，达到国际标准化服务水准，成为国内外认可的一流中医院。华侨中医院正向标准、实惠的中医中药服务等全方面发展的预期目标迈进，为发展成为泰国排名第一的中医药服务机构积极努力。

二、泰京天华慈善医院

1. 建院背景

泰京天华慈善医院（以下简称"天华医院"）始建于1903年，于1905年9月5日正式开张，由泰王拉玛五世主持开幕仪式，距今已有114年的历史。天华医院主要由华侨移民共同筹资建设，旨在为当时旅居南洋的华侨，在当地医疗条件不佳的情况下提供一定的医疗保障。"恫瘰在抱"是天华医院的行医宗旨，意指抱病来此寻医者，不分领域，不论种族，天华医院将一视同仁全力为其治疗。

2. 人员配置和科室设置

天华医院设有中医部和西医部两个部门。目前中医部由13

名中医师和1名中药药剂师组成，西医部由8名西医师和1名药剂师组成。天华医院于2015年2月15日新成立了泰京天华慈善医院肾脏医疗中心，现有4名医师在该中心就职。天华医院在为患者提供中医诊疗的同时也提供中药材炮制以及药方代煎等服务。

3. 社会公益

天华医院建院百余年来始终向弱势群体患者提供一定的免费中医服务，尤其是在空巢老人的日常看护方面。中医部的日常经费来源是西医部的适当收费以及泰国各界善长仁翁的捐助。为了回馈社会，天华医院每周日在社区提供免费的流动护理服务，如提供血糖血压监测、常见疾病咨询等，受到社区居民的一致好评，更有远郊交通不便的患者慕名前来就诊。据悉每次服务前来检查血糖的民众从最初的200余人跃升至现在的500余人，加上测量血压的民众可达1 000～1 200人次。

三、泰国其他医院中医针灸发展现状

目前泰国尚未开设中草药培训课程，但获得针灸使用资格十分容易，通常情况下，一名西医医师在接受短期针灸执业培训后，即可在医院内独立开设针灸诊疗服务，泰国政府也鼓励在公立医院内开设针灸诊疗室。与此同时，泰国一些高端私人医院（例如曼谷医院），也设有针灸治疗室，就诊条件舒适，前来就诊的患者需要换上就诊服，每人一个诊室，床单均使用一次性纸质床单。暖武里府第三世皇医院建有中医针灸治疗中心大楼，据统计从2005年起，该医院每年接受针灸治疗的

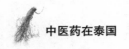
人数以35%～45%的速度持续递增。此外，泰国国内还有40%的医院都希望增设针灸门诊来满足患者的需求。

第三节　泰国中医药社会团体

在泰国，当地的许多社会团体对中医药在泰国的发展也起着重要的影响作用。本节主要概述主要的泰国中医药社会团体。

一、华侨报德善堂——中医在泰国发展的摇篮

历史上，南洋是中国东南沿海闽粤移民主要的移入地。随着近代中国大批移民的移入，中国文化也陆续传入该地区。其中，由中国潮汕地区传入泰国的善堂文化便是其中的代表之一。泰国华侨报德善堂即是由泰国华人以中国潮州地方大峰祖师信仰而创建的慈善社团。善堂早年从事殓尸收骸这一善事，当时有大量华人移民漂洋过海来到泰国谋生，由于水土不服以及卫生医疗条件差，不少华人移民客死异乡，报德善堂就把其中最后无人认领的尸骸收殓起来，并每年施以一次集中的火化。据报德善堂记录显示，平均每年大概要处理的尸体数量在2 000具左右，最高峰时曾达一年3 000具之多。如今华侨报德善堂已由最初的收尸殡葬发展成为具有救灾、医疗救助、社会

福利、兴办教育等多重功能的泰国境内最大的民间慈善组织。

泰国华侨报德善堂在现今泰国社会的公益慈善中占有举足轻重的地位,对于泰国华人而言,华侨报德善堂也有着极其重要的意义。为了方便华侨报德善堂进行慈善事业,政府还特批了专用无线电台和无线电网络给华侨报德善堂使用,可以进行动态报告或调度资源,拥有90多个服务站,曼谷随处都可以见到报德善堂的救急车,无论哪里发生天灾人祸,报德善堂的救急车总是第一时间赶到。此外,报德善堂专门设立了一项用于垫付意外负伤人员及时进行抢救治疗的专项基金,该基金的使用原则是凡由该堂抢救入院的伤员,如若一时找不到亲属负责,则由该基金负责入院前三天内的首期医疗费用。

华侨报德善堂于1936年启用董监事制,由蚁光炎先生担任第一任董事长。1938年4月,善堂董事马璨虹认为,善堂应拓展服务社会之范畴,积极推进和加入更具有现实意义的"救生"工作,于是乎向董事会提出创办产科医院的建议。在董事长蚁光炎先生的支持下,经过3个月的筹备,1938年7月20日,在报德善堂后座楼房成立华侨救护接生部。当时的华侨救护接生部条件简陋,只有一名医生和两名护士,10张病床。医院内部设有挂号处、诊疗室、流产部、手术室、配药房、休息室等。其主要职能是为贫困的华侨妇女接生婴儿。1940年,华侨救护接生部改名为华侨医院,医院搬迁至现今的泰国潮州会馆旧址。1940年至1949年间,除了向泰国社会群众施药治病之外,华侨医院总共接生35 675名婴儿。在陈振敬担任董事长期间(1944—1972年),善堂以华侨医院为基础开办助产卫

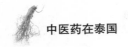

生学校，共培养初级助产护士205名，高级助产护士615名。其中，考取卫生部执照者473名。

在郑午楼担任华侨报德善堂董事长期间，华侨医院发展成为一家现代化综合性医院，在医院的楼顶还有两座直升机停机场。医院各个科室齐全，最多时拥有700多张病床，每年派送医疗队到偏远的山区农村为患者进行免费的诊病治疗。1976年秋天，华侨报德善堂正式创立了乡村流动医疗队，其服务宗旨是"免费为缺乏医药地区的贫民进行服务，包括身体残疾的护理和预防"。1976—1994年，乡村流动医疗队共出动23 413次，工作地点遍及泰国53个府，诊疗628 072人次，诊治范围包括一般疾病和口腔疾病，医药费共支出23 966 195泰铢，所需费用全部由善堂承担。

助产卫生学校则扩展为一所现代化综合性大学——华侨崇圣大学，这是由泰国华人华侨集资兴建的第一所私立高等学府。在筹划建立华侨崇圣大学之初，华侨崇圣大学董事长郑午楼博士率先斥资1亿泰铢，之后在他的号召和引领之下，各界华侨热烈响应，纷纷慷慨解囊注资建设华侨崇圣大学。大学自筹建以来，也一直受到拉玛九世普密蓬国王的关心，1992年亲赐泰文校名，1994年亲自前往主持揭幕大典。华侨崇圣大学由泰国大学部批准，占地面积约93 333平方米，成立之初设有护理学院、社会福利学院、人文学院、企业管理学院等总共10个二级学院。

时至2004年，泰国华侨崇圣大学开办了其第11个二级学院即中医学院，这是泰国有史以来首个拥有中医学的高等教育学院。此后为推动泰中文化的持续融合，推动泰中人民的和谐相处，报德善堂还建立了中文师范学院，旨在专门为泰国培训教授中文的师资人才队伍。

中医药在近现代泰国发展的每一步都离不开华侨报德善堂这个慈善机构，可以说泰国的中医药是在它的摇篮里哺育起来的：泰中传统医学发展中心也是在泰国华侨报德善堂鼎力支持下最终成立的，同时泰国中医第一期执业许可证也是在报德善堂华侨医院颁发的。

二、泰国中医总会（原名暹罗中医药联合分会）

1929年，暹罗中医药联合分会成立，次年更名为"泰国中医总会"，这极大地推动了中医药在泰国的发展。通过总会工作人员的不断努力，泰国中医总会在1930年成功在泰国注册备案，成为泰国境内的合法团体。泰国中医总会在1935年设立了中医图书馆并发行《暹罗中医周刊》，内容以发扬中医药为主，并对中医疗法和保健做了详细的报道。泰国中医总会发展至今已有91年的历史，但由于受到政界、社会局势及其他种种原因的影响，泰国中医总会至今只有百余名会员。

三、泰国中医药社会团体

1. 泰国中医药学会

2002年，标志着中医药通过不断努力在泰国当地取得重大里程碑式意义的泰国中医药学会正式成立。泰国中医药学会

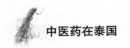

自成立以来，组织过多场中医培训班，同时参加了每年由卫生部举办的中医师年会和相关学术讲座，并组织参与多项与中医药相关的社会公益活动，学会活动十分活跃。

2. 泰国中医执业学会

泰国中医执业学会于2012年成立，主要由泰国青年中医师成员组成，初衷是为了发展中医。该学会成立后不久便并入泰国中医药学会。

3. 泰国西学针灸-草药学会

泰国西学针灸-草药学会的会员均为西医医生，该学会成立的意图是向西医医生和民众传播中医、中药、针灸的基本知识，并于2001年纳入世界针灸学会联合会，至今仍不时与卫生部一同举办针灸基础班、提高班和专业班。

第四节　泰国中医行医执业标准（草案）

中医行医执业标准规范了中医行医者的各项基本条件，为中医药在泰国的可持续发展打下了坚实的基础。本节简要介绍泰国中医行医执业标准，该标准具体内容可参见附录。

《泰国中医行医执业标准（草案）》根据《佛历2556年行医执业皇家谕令法》（第4版）规定中医执业为行医执业之一，并给中医行医执业下定义为："是指运用中医学知识，以人为对象，进行或欲进行检查、诊断、治疗、预防疾病，以及健康促进与康复的行为。"由泰国公共卫生部健康服务支持厅医疗场所和行医执业办公室与泰国中医执业委员会共同制定，作为中医执业医师的工作手册，运用于各级中医医疗场所，以使全泰国各机构中医的工作实践有统一的指导方向，保证服务质量和标准，可以与各方协调利益，实现专业可持续发展，从而协调中医服务对象民众、中医执业医师和相关医疗卫生部门的最高利益。

该标准规定了架构部分和执行路线实践部分的具体内容。

架构标准，是指规定中医管理体系和服务体系属性的相关标准，包括各种资源，即中医的医疗器具、医疗场所，以及相关专业知识和其他相关知识方面的获得途径，必须要考虑到实际工作效率已达到多少预期目标值，并考虑到医疗效果，特别是接受服务一方必须获得高质量的服务。

实践标准，是指对中医工作实践质量的规定。中医工作实践是运用中医知识技能，针对门诊患者、住院患者和一般人员的实践工作，以阴阳五行等中医基础理论为指导，临床上使用望闻问切、四诊合参的诊断方法，在分析病机和准确诊断疾病之后，选择合适的方式如中药、针灸、推拿以及其他中医疗法进行治疗。为使中医行医执业符合上述方向，《泰国中医行医执业标准（草案）》由以下11个标准组成：中医执业医师、管理与服务、诊查与辨病、治疗与机能恢复、中草药和方剂的使用、针灸、推拿、预防与保健、关于学术知识的培训和发展、关于学习探索研究、公共关系传播。

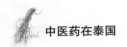
该标准的地位类似于我国的《中医住院医师规范化培训标准（试行）》，主要区别在于前者旨在通过阐述标准的内容从而以规章制度的形式对泰国中医执业行为进行相对的约束化管理，后者旨在设立一系列的培训标准，让中医师在培训的过程中了解中医行医标准并身体力行。我国的中医师行医标准已进入实践阶段，而泰国的中医师行医标准还处于制定规则的初级阶段。

第五节　泰国中医药发展现状

从1990年开始至今，泰医药和中医药在泰国的卫生医疗系统中有着各自独特的功能和发展定位，泰国政府的许多政策、举措也充分说明泰方已逐渐开始重视传统医学。同时在本地华人华侨的帮助下，中医药在泰国的发展迈入了一个全新的时期。本节将主要概述泰国的中医药发展现状。

一、中医药教育发展现状

中泰两国在中医药教育领域的合作始于1995年，以上海中医药大学同泰国卫生部合作开展面向泰国西医医生进行的短期针灸培训班为开端，至今已有18期共计720名泰国西医医生参与了该培训项目并顺利结业。两国在中医药领域的合作尝试推动了两国大学在培养传统医学人才方面的合作，目前泰国华侨崇圣大学与上海中医药大学，泰国庄甲盛叻察帕大学与厦门大学，泰国玛希隆大学与北京中医药大学，泰国清莱师范大学与云南中医学院，泰国庄甲盛师范大学与广西中医学院均联合开办了中医本科课程，以中国高校派专业教师赴泰国授课和泰国学生到中国中医院临床实习相结合的模式开展中医药教育事业。2006年，泰国中医总会也尝试以本会资源开展中医药培训班，但由于各项条件不足的原因而导致教育质量不尽如人意。总体而言，当前中医药在泰国当地的发展拥有良好的基础背景。

二、中医准入制度现状

2000年6月《关于批准使用中医方法治疗疾病的规定》由泰国卫生部正式发布实施，自此中医在泰国作为一种医学被合法承认，泰国也成为东盟各国中首个承认中医并立法的国家。泰国中医执业证书向社会开放考取，只要符合其参考条件的人员均可参加，在取得中医执业证书后可在泰国合法执业。目前对于海外人士考取执业证书的最大条件就是考试语言为泰语，对于母语为非泰语的报考人士来说具有很大的障碍。

泰国卫生部于2012年起成立了中医执业管理委员会。该委员会经泰国全体中医师投票选举，由10名中医师成为委员，11名卫生部任命官员，3名资深中医师，共24名委员组成。随后在2014年，泰国卫生部健康服务支持厅医疗场所和行医执业办

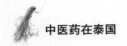

公室与泰国中医执业委员会，共同参与制定了《中医行医执业标准》，目前泰国《中医行医执业标准（草案）》处于公布并同时收集意见以待进一步完善的阶段，有望在近期正式发布。

三、中医医疗服务现状

泰国私立医院或医疗机构同中国的公立医院合作进行中医医疗服务是目前泰国当地中医医疗服务的重要组成部分。诸如上海中医药大学附属龙华医院和泰国华侨医院、天津中医药大学和泰国天华医院、辽宁中医学院和曼谷医院等都共同开设中医针灸推拿部，云南中医学院则与曼谷潘雅医院共同开设了中医针灸部，北京同仁堂与泰国李氏医药集团在曼谷唐人街开办了同仁堂医药院等。

以上海中医药大学附属龙华医院和泰国华侨医院合作为例，两院的合作始于1996年，至今已保持20余年的不间断合作。龙华医院和泰国华侨中医院合作的科室有针灸科、肿瘤科、皮肤科、推拿科及肾科，龙华医院除外派医师进行日常门诊外，还带教泰国崇圣大学中医系的学生。2005年上海市与泰国卫生部合作确定龙华医院与泰国华侨医院为姐妹医院。2018年，在原有合作基础上龙华医院向中华人民共和国国家中医药管理局申请并获得了国家"中国—泰国中医药中心"项目立项，同年12月正式签署合作协议，12月15日"中国—泰国中医药中心"在泰国华侨报德善堂附设华侨中医院正式揭牌。该中医中心2019年度年门诊量超过15万人次，目前有中医师49名，其中博士4人，硕士30人，硕、博士比例高达69.39%，多数医生都曾在龙华医院实习。除了提供比较常规的诊疗以及针灸服务外，该中心还提供代煎药、送药到家服务，为选择中医药诊疗的患者尽可能地提供方便。

《泰国中医开办诊所（医院）法令》于2015年4月3日在泰国正式颁布生效。该法令明确表示了中医师在泰国合法申办诊所的可行性，在条件允许且合理的情况下甚至还能够直接建立医院等。这无疑成为泰国中医界的头号利好消息，泰国中医诊所和中医院的数量和规模都得以发展壮大，许多有经验的中医师因此能够开设并拥有属于自己的中医诊所。仅在2015—2016年该法令颁布实施的一个年度内，在泰国注册和成立的中医诊所就已达200多家。

四、中医药学术研究现状

随着时间的推移，泰国对于中医药学术的研究也从最初的基础研究阶段慢慢演变为中医药现代化研究阶段。

2005年，随着泰国卫生部下属的替代医学发展司牵头的东南亚泰中医学研究院正式建立以及曼谷朱拉隆功大学药学院的东方药物研究组的活跃，中泰双方开展了例如《泰国常见中药方剂》《中医历史》《中医基础学》《实用草药》等实用中医书籍的编纂工作。

2013年，由广西中医药大学与泰国孔敬大学在前期20余年合作的良好基础上，双方合作建立的"中泰传统药物研究联

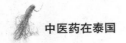

合实验室"成功在广西中医药大学落户揭牌，为广西中医药大学及泰国孔敬大学医学院等多个科研团队开展实质性科研活动提供了交流互助平台，并建立了"中—泰药用植物专业数据库"，目前该数据库现已合并至中国—东盟科技合作与技术转移平台子数据库当中，同时进一步完成了通过网络地图展示药用植物道地产地的地理分布情况。

2017年10月，由世界中医药学会联合主办，泰国中医师总会承办的第十四届世界中医药大会，即"一带一路"中泰中医药文化周活动在泰国曼谷隆重揭幕举行。世界中医大会给泰国中医师提供了又一个与世界同行进行学术交流的良好平台。

2019年3月，中泰天然药物联合研究院合作签约仪式在上海中医药大学举行，中泰天然药物联合研究院由泰国朱拉蓬皇家学院、上海中医药大学、中国科学院上海有机化学研究所、中国科学院曼谷创新合作中心联合建立。泰国朱拉蓬皇家学院和朱拉蓬公主本人十分重视天然药物方面的研究，致力于从天然产物中发现提取有效成分来研发抗癌等天然药物。中泰天然药物联合研究院的建立将有利于中泰双方在学术交流、天然药物研究以及人才和学生培养等方面展开深层次、全方位的合作，造福两国人民。

同年8月，中泰天然药物联合研究院泰方揭牌仪式在泰国曼谷举行。泰国公主朱拉蓬、中国驻泰大使吕健出席了签约仪式。中泰天然药物联合研究院围绕中国国家"一带一路"建设要求，联合泰国国家科技4.0计划，致力于开展中泰两国在天然药物研究、药理作用和产业化等领域的多方合作，以实现优势互补，共同推动中泰两国传统医药领域的创新研究和开发。中泰天然药物联合研究院是中泰第一个在天然药物联合研究、开发、技术合作和产业对接方面开展高级别合作的机构，具有示范意义，将在中医药人才培养、医疗服务和科学研究领域做出具有影响力的贡献。

五、中药市场开放现状

中药目前主要以中成药的形式进入泰国，泰国对于中药材的进口量相对较小并可以忽略不计。中成药进入泰国市场首先要得到泰国卫生部食品和药物厅审批的进口许可，随后再申请获得销售许可。

中成药进入泰国市场的前期税费由进口关税、增值税以及其他税种组成，合计约20%左右。泰国对我国中药材进口限制较少，普通药材进口税是每千克5泰铢，名贵药材进口税为货物报关价的30%。自从2000年中医在泰国合法化以来，中泰两国中药材贸易量及贸易金额逐年递增。目前我国和泰国的医药贸易呈现贸易顺差，我国出口至泰国的贸易额约为从泰国进口贸易额的4倍。

泰国当地的中药店是中成药在泰国市场进行销售的最主要平台，目前泰国拥有500多家中药店，其中有200多家都聚集在泰国首都曼谷。绝大多数中药店都是以家庭式经营为主，每天的营业额基本处在3万泰铢以下，可见其销售规模还是相对较小。同时中成药的主要购买人群也是以泰国当地华人为

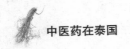

主，其中主要以中老年华裔居多。

第六节　中药在泰国注册与销售

中医药在泰国的成功推广必定要保证中药在泰国注册以及销售这两个重要环节中的流程顺利进行。本节主要介绍中药在泰国注册和销售环节的审批流程情况。

一、泰国注册成药准入手续

根据泰国的药品法规，负责所有药品注册准入的政府部门为卫生部下属的药品与食物管理局，所有成药须经其审查委员会审核通过，列出登记号码，发给许可证，才能进口销售。一般办理申请周期大约需要180天，所获得的许可证可永久使用。

中成药在泰国注册须注意以下注意事项：① 中成药成分不得含有西药原料成分，否则一律不予审批通过。② 尽量在功效说明中避免提及各种目前难以根治的疾病名称，如有可能会被删除。③ 药品疗效不宜过多或太宽泛，否则也会被退回。

申请程序由申请获得样品准入许可证以及申请经销药品许可证两部分组成。申请样品准入许可证需要提供成药包装纸盒、药品说明书、成药之处方、包装法、授权书、药样品等材料。申请经销药品许可证则需要提供工厂证明书及其副本、药品证明书及其副本、药品纸盒、说明书、瓶壶（如有）原件、药样品等材料，此外以上材料均须提供中英文对照并持有公证处和中国外交部及泰国驻中国使馆的证明。

成药获批后，药品会获得泰国卫生部发给之许可证号码，厂商需将许可证号码汇同其他诸如生产批号、生产日期、药品名称、规格明细、疗效主治、生产厂家及其地址和联系方式、代理经销商名称及其地址和联系方式等经泰国卫生部核准后的信息呈现在药品纸盒和瓶签上。

二、泰国中药的销售方式

在成功获得样品准入许可证以及经销药品许可证后，中药制品在进入泰国市场实际销售之前，还应向泰国卫生部申请药品进口许可以及药品销售许可。

第七节　泰国医疗质量监管体系

无论是西医还是传统医学，在进入一个国家时不可避免地要受到该国的监管，中医药想要融入泰国的医疗体系就需要先了解泰国的医疗质量监管体系，本节主要阐述泰国负责医疗

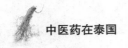

质量监管的相关政府部门以及日常工作范围。

一、医疗注册处

医疗注册处在泰国卫生部的机构设置具体负责医疗质量监管事务，同时主持起草相关法律法规并监督其实施。以《医疗行为法》和《医疗机构法》为例，《医疗行为法》在一定程度上类似于我国的《中华人民共和国执业医师法》，而《医疗机构法》则在某些方面类似于我国的《医疗机构管理条例》，由此可见医疗注册处在泰国卫生体系中所占据位置的重要性。同时医疗注册处也享有一定的行政执法权，可以对违反相关法律规定的医务工作人员依法予以法律规定期限的监禁和（或）法律规定数额的罚款。综上所述，医疗注册处的功能定位类似于我国卫生和健康委员会下属的医政司，且有负责面更广的特点。

二、医疗行为委员会

泰国医疗行为委员会是依据《医疗行为法》对泰国国内医疗行为进行约束规范为目的而建立的行政部门。该委员会成员分别由泰国卫生部、泰国国防部、泰国大学事务部、医学理事会、护理理事会、牙医理事会、药学理事会以及各医疗卫生专业协会的代表组成，主席原则上由泰国卫生部最高政务官的常务秘书担任。

泰国医疗行为委员会的工作职责是担任对卫生部拟制定和颁布的相关监督医疗行为的政策、方案和措施提供意见和建议的提供者；预防公民上当受骗将真实有效的卫生医疗信息公之于众的发布者；处理各医疗卫生专业委员会所出现的有关问题时的解决者；医疗相关行业行政处罚和行政复议的仲裁者；充当医疗卫生相关政府官员、机构专业协会权利和义务执行的监督者；医疗卫生计划工作开展任务的委派者等。由此可见，如果中医药方面能从中医药理事会派出一名代表委员加入泰国医疗委员会，那对中医药在泰国的发展将是一个极大的突破。

从泰国医疗行为委员会的构成和职责来看，其在泰国政府和医疗卫生机构间起到了强有力的协调和沟通纽带作用。同时该组织的日常议事规则受《医疗行为法》约束并有一整套规范化管理模式，使其权威性得到了充分的保障。这使得许多医疗卫生专业委员会的议事规则沿用医疗行为委员会的议事规则，形成了一定的流程标准。

三、医疗卫生专业委员会

各个医疗卫生专业委员会的成员构成主要以与其质量监管有关的主要利益相关方组成，从而向着既能够保证贯彻政府发展意向，又能尊重医学客观规律，平衡各自所持立场的理想状态。

各医疗卫生专业委员会的权力主要有：本专业执业证照

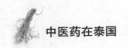

的管理和发放；对不符合执业条件的执业者吊销其执业资格；就本专业相关专业问题的咨询反馈；仲裁本专业医疗人员违规行为的患者的相关投诉；对该专业领域目前教育问题现状提出建议；发布该专业正确有效的医疗服务信息；制定本专业的执业规章制度和行为规范等。因此各个医疗卫生专业委员会也享有一定的行政裁量权。

第八节　中医药在中泰两国的情况比较

中医药在中国发展已经有了 5 000 年的悠久历史，然而在泰国，中医药还是一门外来传统医学，融入当地文化需要一定的时间和条件，所以中医药想要在泰国发展必然会遇到与在中国发展不同的情况。本节就中医药在中泰两国发展的不同情况进行了分析比较。

一、中医执业资格比较

2017 年 7 月 1 日《中华人民共和国中医药法》正式颁布实施，根据《中华人民共和国中医药法》的相关法律解释，所有正在从事或未来计划从事中医医疗活动的人员应当遵守《中华人民共和国执业医师法》中相关法律条款的规定，通过中医医师资格考试并取得合格成绩之后，最终可获得中华人民共和国中医医师执业资格，并完成注册相关执业管理程序。

凡具有以下条件之一的人员，可以参加执业医师资格考试：① 凡具有高等学校医学专业本科及以上学历，在执业医师指导下，在医疗、预防、保健机构中试用期满1年的人员；凡取得执业助理医师执业证书后，具有高等学校医学专科学历，在医疗、预防、保健机构中试用期满2年的人员；凡具有中等专业学校医学专业学历，在医疗、预防、保健机构中试用期满5年的人员。② 以师承方式学习传统医学满3年或者经多年实践在医术上确有专长的，由至少2名执业中医医师推荐，经县级以上人民政府卫生行政部门确定的传统医学专业组织或者医疗、预防、保健机构考试合格并推荐的人员。

根据泰国《佛历2556年行医执业皇家谕令法》（第4版）规定中医执业为行医执业之一，为使中医行医执业有一个执业标准，为保护患者的权利，泰国公共卫生部健康服务支持厅医疗场所和行医执业办公室与泰国中医执业委员会共同制定了《中医行医执业标准（草案）》。

中医执业医师，需具备部级法令规定的如下资格：年龄不小于20周岁，必须获得中医执业委员会认可的国内外教育高等院校、中医专业学位或相当于专业学位的毕业证书，且必须通过中医执业委员会规定的标准知识考核和条件，并获得"中医执业医师资格证"。对于没有泰国国籍的国外毕业生，还必须按照《佛历2556年行医执业皇家谕令法》（第4版）第33条第7款规定，获得所毕业之国的中医执业医师资格证，或者

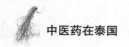

是获得祖传中医知识且通过中医执业委员会知识评估之后获得中医执业医师资格证者。

中泰两国在中医执业医师资格审核方面都以具体法律法规的形式进行法制化、规范化管理。中国作为中医药的发源地，依据"中西医并重"的指导原则，中医医师资格被一并规划在了执业医师资格的范畴之内，中医医师资格考试作为国家执业医师资格考试的一个分支存在，考试大纲所涉及内容具有明显的中医药特色，并且准许和承认以师承方式传承和在医学领域确有专长人员的中医医师执业资格，并为该类师承人员制订符合其实际情况的分类考核办法。在泰国，中医药被分类划分为传统和替代医学，对于泰国本国公民的中医执业医师的学位要求是国内外中医专业学位或相当于专业学位以上的学位，通过泰国中医执业委员会规定的标准知识考核，但没有对相应的卫生工作经验做出明确要求。对于没有泰国国籍的外国公民，泰国同样承认外籍公民获得的所毕业国的中医执业医师资格证，或者是以祖传方式获得的中医知识，但必须通过泰国中医执业委员会的中医知识评估。泰国中医执业委员会规定的标准知识考核和评估类似于中国的执业医师考试，泰国本土没有或不承认以师承方式学习中医或者经过多年实践在医术方面确有专长的人员的相关法律规定，主要原因是中医药是以外国传统和替代医学进入泰国卫生体系，泰国国内没有像中国本土一样扎实的中医药传承基础。但泰国仍然认可外国公民以祖传方式获得的中医知识，由此可见中国的中医执业医师标准得到了泰国的认同和采纳。

二、中医药相关的法律法规比较

在中国与中医药行业管理直接相关的法律法规有《中华人民共和国中医药法》《中华人民共和国执业医师法》《中华人民共和国药品管理法》；与中医药行业管理间接相关的法律法规有《中华人民共和国广告法》《中华人民共和国非物质文化遗产法》《中华人民共和国价格法》。

泰国制定的相关法律有《行医执业法》《药物法》《医疗场所法》《健康法》《健康保障法》《基金支持促进健康法》《服务场所法》等，还包括有关部级法令、通告和各项规定。

三、中医规范化比较

《中医住院医师规范化培训标准（试行）》是目前我国对于中医规范化管理的最主要实施手段。该试行标准是由中华人民共和国国家中医药管理局牵头，依据国家相关文件精神（《关于建立住院医师规范化培训制度的指导意见》《中医住院医师规范化培训实施办法（试行）》《住院医师规范化培训管理办法（试行）》），汇集国内中医药行业专家，借助多方社会力量和智慧最终制定并颁布实施的。

为各级医疗机构培养合格称职的中医住院医师是中医住院医师进行规范化培训的初衷和最终目标。经过中医住院医师进行规范化培训，使参与培训的中医住院医师能够拥有良好的职业道德，熟练掌握各项中医基础理论、中医专业知识、中医临床技能以及必要的西医学知识与西医学技术，能够独立完成并且承担常见疾病、多发疾病和某些疑难杂症的诊疗工作。培训严格遵循和尊重中医临床人才培养的客观规律，尊重中医药本身所具有的独有特点，体现出了中医住院医师规范化培养的整体性、系统性和实践性。培训以中医临床实际需求为根本出发点，立足于中医基础理论、基本知识和基本技能培训，并同时注重中医临床辩证思维能力和临床技能手法的培养。中医住院医师规范化培训适用于计划从事于中医临床医疗领域工作的中医学类（不包含民族医类）、中西医结合类专业本科及以上学历毕业生；或是已经从事中医临床医疗工作并已获得执业中医师资格，但仍需要进一步接受标准化培训的中医从业人员，以及所有其他需要接受中医住院医师规范化培训的人员。

以上海中医住院医师规范化培训为例，上海中医住院医师规范化培训分为两个阶段，第一阶段是为期2年的通科轮转培训，第二阶段是为期1年的专科定向培训。通科轮转培训主要是通过在各大医疗机构的中医各二级学科门诊（如中医外科、中医内科、中医妇科、中医儿科、针推科、骨伤科等）进行科室轮转培训。其中，中医内科除按心、肝、脾、肺、肾五脏系统来确定相应的专科外，还将中医肿瘤科纳入其中进行轮转培训，以培养中医临床工作能力和掌握现代医学基本技能从而为更好地从事中医临床工作奠定基础。各大辅助科室主要以开展基本训练为主，中药房主要开展各类中药饮片辨识和配伍的专业训练。专科培训着重强调培养临床实践技能以及量化指标，同时强调中国传统文化和中医经典医籍以及伦理学和卫生法律知识的培训，注重医德医风教育和医师职业素质培养。

由于中医在泰国属于外来的传统和替代医学，在泰国国内目前还没有与中医住院医师规范化培训相类似的标准化培训，笔者分析造成这种情况的主要原因可能有两点：一是泰国对于中医医师的规范化培训主要依靠其他国家的规范化培训体系，泰国承认和认可其他国家尤其是中国规范化培训所培养出来的中医医师；二是泰国国内医疗主要还是依靠西医和具有自身特色的泰医，短时间内无法形成自己的中医规范化培训体系。

此外，在《泰国中医行医执业标准（草案）》中，我们可以看到泰国中医行医执业标准对中医管理与服务、诊查与辨病、治疗与机能恢复、中草药和方剂的使用、针灸、推拿、预防与保健进行了细致的标准描述，实质上是以标准规定而非实际培训的方式对中医行医进行了规范化管理。

比较两国中医规范化现状可以发现，作为中医发源地的中国其中医规范化的体系已经比较成熟。虽然泰国的中医规范化体系相对稚嫩，但令人欣喜的是泰国在中医规范化的道路上已经迈开了前进的步伐。

四、中医药人才培养及科学研究政策比较

依据《中华人民共和国中医药法》中关于中医药科研和中医药人才队伍培养打造的相关条款内容诠释，国家认可和支持中医药事业发展必须遵循中医药人才成长的客观规律，尊重

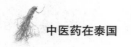

和体现中医药的文化属性特色，以中医药基础理论为主，注重中医药经典理论和中医药临床实践相结合、现代函授教育方式和传统师承教育方式相结合；要求进一步完善国家中医药教育机制体系，使其符合科学发展观的客观规律，鼓励和承认中医药师承教育的方式，加强中医药专业技术各层次人才队伍的打造培养，中西医结合、中西医并重，培养高层次的中西医结合人才；大力支持高校、科学研究机构、医疗服务机构和药品生产机构等运用现代科学技术与传统中医药研究方法相结合开展新时代中医药科学领域的探索研究，进一步加强中西医结合领域的科学研究，进一步推进传承和创新中医药理论和技术方法，使之融会贯通；大力支持对各种中医药古籍文献、著名的老一辈中医医家的学术体系思想和诊疗康复经验以及民间长期流传并保留下来的中医药药方配伍的整理、研究和再利用。国家也已经意识到需要建立和完善符合中医药特点的行政监管体系、科学技术成果评价体系和创新评价体系，从而进一步促进中医药科学技术领域的进步与发展壮大。

中医药的人才培养和科学研究目前尚未上升到泰国国家颁布相关法律的层面，相关内容仍以中医行医执业标准的形式发挥着示范和指导作用。中医执业医师要力争在学术上不断提高自己，吸取现代医学的知识，尽可能地去参加中医药相关的学术会议或研讨会、培训等活动，包括与多学科和各行业团队和其他有关人员共同工作，以充实和发展自己的知识技能。运用中医学知识和经验加以传播，翻译和编写成可靠的、有质量的学术文件、教材、手册、辅助教材。要有能力给高等院校和其他有关部门的职业人员进行有质量、有功效的教学培训，传授知识；积极在给同行以及其他相关的政府、私立机构的工作人员进行教学、讲座、培训和提供中医学术咨询等方面发挥作用。在科学研究方面，中医执业医师应积极发展中医学知识，成为一名专家，努力学习探索研究中医学，在学习实践研究过程中，按照科学原理系统地收集整理学术资料，关注多种多样的临床患者病例，整理临床诊疗数据以及从临床实践所得的数据，开展学术论文研究，处理分析数据，有利于现代中医知识开发，获益于同业同行。

五、中医药信息传播比较

在中医药医疗信息发布发面，依据《中华人民共和国中医药法》相关条例明文规定，凡医疗机构需在取得所在省、自治区、直辖市人民政府中医药主管部门审核批准的条件前提下才能在公共媒体上发布相关的中医药医疗信息内容；未经中医药主管部门审核批准者，不得随意发布中医药医疗信息内容。即使已获得审核批准，所发布的中医医疗信息内容也必须与经审核批准的内容相同，不得擅自在获批后修改中医医疗信息内容后再行发布，并且不得违反《中华人民共和国广告法》的有关规定。

在中医药传承方面，依据《中华人民共和国中医药法》相关条例明文规定，对确实拥有重要学术价值的传统中医药理论和中医临床技术方法，所在地省级以上人民政府的中医药主管部门应当牵头组织和遴选本行政区域内的中医药学术传承项目

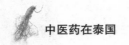

和中医药学术传承人，为传承项目和传承人提供必要的有利条件和政策倾斜，从而利于传承人通过开展传承活动，培养中医药后继人才，收集整理并妥善保存相关的学术资料。凡国家被纳入国家非物质文化遗产代表性项目的，按照《中华人民共和国非物质文化遗产法》的有关规定开展传承活动。

各个县级以上人民政府的中医药主管部门有责任且有义务加强开展中医药文化宣传，向广大老百姓宣传普及中医药基础知识。任何组织团体或者个人不得对中医药疗效作用做虚假和过分夸大的宣传报道，严禁以假借中医药的名义牟取不正当利益。为保证宣传不会误导广大群众，需聘请中医药专业技术人员在各种公共媒体上开展中医药知识宣传时进行专业性咨询。

在泰国，中医行医执业标准规定中医的公共关系传播是通过各种媒体，如无线电广播、电视、电子媒体、扩音器、放映图片或电影，或通过各种印刷媒体，如传单、书籍、杂志、期刊和其他媒体，还包括户外广告牌，或用其他材料制作的广告，宣传应考虑到其正确性、道德性、职业道德和操守性，包括尊重个人的权利，对公众有益。中医执业医师应考虑到宣传相关中医信息资料的正确性，要有研究证据。在医疗场所，应传播合适的按照中医原则卫生保健知识的资料小册。通过各类媒体提供的信息，必须注意有些缺乏有效性证明的证据，缺乏监督准确性的信息资料，小心言过其实，而误导民众。语言要文雅，尊敬他人。学习和分析接受宣传的目标人群，分析必要性和通过媒体宣传所获得的益处。学习探索可信可靠的资料，以备通过媒体提供符合科学性的可信资讯。

第四章

泰国的中医药教育

第一节　泰国中医药教育概况

中医药教育在泰国的立足与规模化，是随着中医药在泰国的普及和发展以及在泰国医疗卫生体系中的地位提升而日渐成熟的。泰国公共卫生部对引进他国传统医学，有以下四点判定标准：① 理论和技术可靠；② 有疗效；③ 有价值；④ 安全性高。中医药作为一项传统医学，完全符合上述标准。因此，在泰国所有引进的传统医学中，中医药处于首屈一指的地位，甚至仅次于泰国本土传统泰医药。据泰国卫生部统计，泰国有60%的人喜欢采用中医药及传统泰医疗法。

说到中医药教育，属于中医药不可分割的重要部分——针灸，是最先在泰国开展教育培训的。针灸很早就被世界卫生组织承认，并在欧美国家得到广泛的应用；中医针灸具有学习掌握相对较易、不良反应较少、针对痛症疾病疗效显著的特点。由于上述优势，泰国公共卫生部很早就开始举办面向西医的针灸学习培训班，旨在推动泰国国内的针灸医疗服务。早期的中医教育多以与针灸相关的培训为主，且培训对象多为泰国的西医医师和军医。泰国国防部的陆军学校自1995年起与上海中医药大学联合开办3个月的短期针灸培训班，至今已有1 500多名西医师结业并通过考核，而且在其所在的公立和私立医院的医

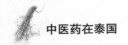

疗活动中使用针灸疗法。泰国清迈市在2000年与中国上海市缔结为姐妹城市，合作开展针灸培训项目。上海中医药大学和清迈玛可密医院进行联合培训，有25名西医师参加针灸培训。以此为开端，2002年中国成都市也与泰国东北部城市乌汶府结为姐妹城市。由成都中医药大学、乌汶卫生局以及乌汶当地公立医院叁巴斯医院三方合作开办了两届针灸培训班，有40余名专业西医师参加了培训。自2006年起，泰国陆军学校与天津中医药大学合办针灸短期班，至今已举办了10多届，共培训了412名学员。为了对针灸治疗的安全性和疗效质量提供保障，泰国政府成立了泰中医疗交流中心（后改为东南亚泰中医药研究院）。此举对中医在泰国的发展产生了良好的促进作用。以此为契机，中医在泰国公共卫生医疗领域中的地位日益提升，相应的中医药教育也越来越受到泰国政府的重视。

泰国的中医药教育分为学历教育和继续教育两种模式，两种模式互补互助，在中医医师培养和成长的道路上缺一不可。

一、泰国的中医药高等教育

泰国的中医药学历教育开始于2003年，前期经过3年多的筹备，由泰国公共卫生部、教育部联合推动，在时任泰国华侨崇圣大学校长许树镇教授和上海中医药大学校长严世芸教授的亲自指导和关心下，两校签署了合作开办中医学本科专业的教育合作协议。这是泰国首个获得泰国教育部批准的中医学本科专业，被正式列入泰国高等教育专业目录。泰国中医执业委员会于2010年颁布《中医本科班的教育和课程要求制度》，只有符合规定的教育机构才能开设中医系。其中提到的必备条件包括师资能力、招生要求、课程计划、质量品控以及软硬件设施条件等。

目前泰国已有两所中医学院，即泰国华侨崇圣大学中医学院和泰国庄甲盛吻察帕大学替代医学院。一些综合性大学也积极与中国的院校合作成立中医系，共同培养中医人才。

二、泰国的中医药继续教育

对泰国的医疗工作者而言，为了扩大知识储备、提升专业能力，参加中医药方面的继续教育是一种常用途径。根据年龄、教育背景和从事医疗领域等特点设有不同学习形式。短期培训班是其中最普遍的继续教育方式。近年来，泰医和替代医学发展厅下设的东南亚泰中医药研究院与华侨中医院联合开办了多期培训班，包括针灸治疗脑血管疾病、眼针、内经对预防和治病的运用、伤寒论治疗消化道疾病的应用等。

三、泰国的中医药研究

泰医和替代医学发展厅下设的东南亚泰中医药研究院和泰国中医总会、华侨中医院、泰国针灸草药学会以及中医界同盟组织的各类中医学术讲座，也为提升中医医师医疗和教育水平起到了非常重要的辅助作用。

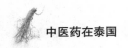

在泰国，与中医有关的刊物只有两种，其一是由泰国中医药学会主办的《泰国中医药》，创刊于2002年；其二是由泰国中医总会主办的《泰中医药学报》，创刊于2004年。两者均由泰国公共卫生部下设的泰中医学交流中心管理。

第二节　泰国的中医药院校情况

一、泰国的医学院校模式

在介绍泰国的中医药院校之前，我们先来了解一下泰国的医学院校体制。

泰国医学院校录取学生的模式与中国医学院录取医学生的模式基本相同，入学条件为高中或高中同等学力，学生从高中或中等学校毕业后进行6年的培训，学生进校时平均年龄为18岁。

泰国官方对医疗从业人员的管理采取全程覆盖的方式，从医学院的招生计划制度、教育预算到医疗结构对医师的录用、在职医师的薪酬待遇以及继续教育等环节进行了把控。泰国的医学教育管理部门分为两部分，第一部分是泰国大学事务部和泰国医学院学会，这两个组织对所有医学院开展的医学生培训教育工作进行管理；第二部分是泰国医学会、泰国公共卫生部以及泰国医学院学会，由他们对在职医师进行职业方面的管理。1997年泰国政府规定，所有医学院刚毕业的学生都必须进行一年以上的实习医师培训，以此作为申请参加驻院医师培训项目的准入资格。至2002年，共开展了13个专科和27个亚专科的培训项目。

1993年，泰国在芭提雅召开的第六次全国医学教育会议上达成了后来被称为"泰国医学教育和卫生服务系统改革建议"的协议。协议共包括8条建议，其中的第一条就与医学教育相关，内容包括医学毕业生培训目标、医学院招生、课程体系、学生和课程评估、师资培训以及医学教育资源管理。1998年，负责医学院管理的泰国大学事务部出台了详细的医学课程指导方案。方案建议在课程设计时既应考虑社会经济变化、公众基本卫生需求、社会卫生保健服务等方面情况，也应符合国际化标准。毕业生必须具备初级卫生保健、临床思维、交流、临床技能和职业道德等能力和素质；能够开展科研；具备继续医学教育和自学能力；学生应以"大卫生"的方式对待患者；对待医学职业有积极进取的态度，有团队合作精神。同时为了完成以上目标，泰国大学事务部要求所有医学院校应遵从所制订的指导方案。医学本科教育仍采用6年制普通模式，分3个阶段完成，其中医学预科课程1年、医学基础课程2年、临床课程及实习3年，6年的学习过程中必修修满259个学分。学习内容强调通科性，不学习过于专业化知识的课程如眼科、五官科。此外，还对课程的教学方法做出详细的规定。1999年，泰国国会通过了国家教育法案，上述教育理念在这个法案里得到了全

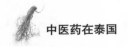

面系统的说明，这部法律为课程建设提供了有力的支持。

　　泰国第一所医学院是1890年在诗里拉吉医院建立的，现在它是曼谷玛希隆大学的一部分。创建于1960年的清迈大学医学院是当时建于曼谷之外的唯一一所医学院。此后，泰国在中部和内陆地区又建立了更多的医学院。在1989年曼谷的莱西特大学建立第一所私立医学院之前，泰国国内仅有为数不多的几所公立医学院。时至今日，泰国共有13所医学院。

二、泰国的中医药院校简介

　　中医学专业教育的发展是近20年以来在泰国公共卫生部积极推动下，并在与中国中医药高等院校相互交流合作的过程中日渐成熟起来的。其中最先开展合作的是泰国华侨崇圣大学和上海中医药大学。泰国的中医药界与上海中医药大学的交流与合作始于20世纪90年代末。早在1997年，上海中医药大学附属龙华医院与泰国华侨报德善堂辖下华侨医院就建立了友好医院关系。2000年始，华侨崇圣大学开始与上海中医药大学商讨在泰国合作开办中医学本科专业的工作。在泰国公共卫生部与教育部的联合促成下，由两校时任校长亲自指导和推动，经过反复接触，共同对合作内容与合作方案、教学计划与课程设置、授课形式与师资配备等内容进行了多次讨论和论证，最终确定了合作协议和教学计划。双方经过历时3年多的共同努力筹备，于2003年9月在上海正式签署了教育合作协议。两校合作的泰国首个中医学本科专业顺利通过了泰国教育部的批准，并正式列入了泰国高等教育的专业目录。2004年首批50名中医学专业学生被华侨崇圣大学招录，这也标志着泰国本土中医学专业本科教育事业的正式启航。

随后的几年里，泰国国内越来越多的大学纷纷与中国的中医药大学开展中医学专业的合作。目前已经开展的合作院校有8所，以下按各校成立中医专业的先后逐一介绍。

1. 泰国华侨崇圣大学

泰国华侨崇圣大学是泰国唯一一所由华人全资创建和运营的大学，也是迄今为止唯一一所由泰国国王亲赐校名并亲自到场主持揭幕典礼的大学。

华侨崇圣大学是泰国首个设立中医学本科专业的大学。华侨崇圣大学目前有14个学院，在校学生12 000余人，教职员工超过800人，拥有完整的本科、硕士以及博士学位体系。由于学校先天的华侨背景，自创立之日起就开设有中文系本科专业，至今已培养了11届毕业生，现有中文系在读学生近500名。近年来，学校意识到国学研究中心的重要性，致力于传承和弘扬中国语言文化，加强与中国多所著名大学在师资、学生、专业技能、中国语言文化等方面的交流合作。

华侨崇圣大学与上海中医药大学合办的中医学专业至今已16年，两校合作本科项目为6年制（4+2）模式，前4年由上海中医药大学派教师赴华侨崇圣大学授课，后两年学生可以选择1.5年或2年到上海学习并进行临床实习，学生毕业后可获得华侨崇圣大学的毕业证书并加盖上海中医药大学的公章。2009年10月，两校对合作办学教学计划进行了调整，华侨崇圣大学招收的2010级42名新生同时注册了上海中医药大学，成为上海中医药大学首批海外办学的本科学历生。2016年6月，19名首批注册上海中医药大学的中泰合作办学学生完成学业，同时获得泰国本科毕业证书和上海中医药大学本科毕业证及学士学位证。至今，两校合作已培养和正在培养的学生近1 000名，截至2018年底，已有507名学生顺利毕业。毕业生的平均就业率达90%以上，泰国执业医师考试通过率达90%以上，很多毕业生受聘至泰国的医疗卫生部门及政府管理机构，或加入中医执业考试委员会，已成为推动泰国中医药事业继承和发展的重要力量，也为进一步培养泰国本土中医药人才奠定了良好的人才基础。随着本科毕业生人数的增多，两校研究生培养合作计划也在积极的筹备中。

2. 泰国庄甲盛叻察帕大学替代医学院

庄甲盛叻察帕大学创建于1940年，位于曼谷。其前身是泰国第一所中等教育教师培训学校，主要目标是培养中学教师。1958年学校升级为师范院校，采用高等教育模式，后逐渐发展为现在的大学规模，设有7个学院。

庄甲盛叻察帕大学是泰国第二所设立中医系的大学。2006年，该校附属替代医学院成立中医系。庄甲盛叻察帕大学早期曾与厦门大学合作，随着学生人数的增多而临床实习可以容纳的学生人数有限，后改为与辽宁中医药大学联合办学，并于2017年4月4日与辽宁中医药大学第二附属医院签署合作协议。该校中医系学制为5年，毕业生的总学分不少于190学分，其中普通教育课程30学分，专业课154学分，选修课6学分。

庄甲盛呴察帕皇家大学内有中医门诊部，设有3个诊室以及中药房。该中医门诊部也为实习生提高临床技能提供了大量实践机会。大学同时还与泰国军医医院、洛神府医院等的中医科展开合作。

3. 泰国那空呴差是玛学院

那空呴差是玛学院是由泰国高等教育委员会监督的一所私立教育机构。2004年那空呴差是玛学院被批准设为高等教育学校，该校致力于提供专门的医疗服务及科学教育。

2006年那空呴差是玛学院与成都中医药大学、北京中医药大学合作，开办中医系。2009年在该大学设立中医专业。2010年那空呴差是玛学院与成都中医药大学合作，在校内成立"中医教育中心"，开设学制5年的"中医学"课程，对考试合格者颁授泰国呵呴大学毕业证书和中医学学士学位。

4. 清莱皇家大学

清莱皇家大学创立于1969年，曾是清莱省政府申请建立的一所教师进修学校。1992年，泰国国王赐名为"皇家学院"，纳入皇家学院工会，隶属教育部。2004年升格成为清莱皇家大学。

清莱皇家大学开设有从专科到博士的不同程度专业课程，设有8个学院，30所研究中心，10所成人教育学院。

2013年清莱皇家大学与湖北中医药大学联合办学，设立中医系，学制5年。

5. 碧瑶大学医学院

碧瑶大学起源于纳瑞兰大学在碧瑶省的碧瑶学园。2010

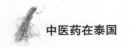

年被批准设立为独立的碧瑶大学，提供62个学士学位课程和15个硕士学位课程，学生总人数约2万人。

早在2008年碧瑶大学的前身纳瑞兰大学碧瑶学园就创立了医学院，下设西医学、古泰整合医学。2014年该校与广州中医药大学合作，开办中医学专业，为6年制本科教育，学生第一年在海南师范大学强化汉语学习，第二年开始在本校学习专业课程及中医汉语。所有学生均需通过四级汉语水平考试。

碧瑶大学中医诊所于2014年建立，可供中医学生以及医学生提高临床经验技能。

6. 泰国皇太后大学保健科学学院

成立于1998年9月的泰国皇太后大学，位于泰国北方省份清莱，是泰国所有国立大学中唯一一所全英语授课的学校。

2014年，泰国皇太后大学保健科学学院与广州中医药大学联合办学，开办中医学专业，学制5年，要求学生在4年级第二学期和5年级第一学期到广州中医药大学学习。

7. 兰实大学东方医学院

兰实大学是泰国一众综合性大学中设置专业最多的一所，设有87个学士、36个硕士和11个博士学位。除了本国学生之外，兰实大学还招收了许多来自欧美以及包括中国在内的亚洲其他国家的留学生。

2017年，兰实大学分别与南京中医药大学、天津中医药大学签署合作意向书。

8. 泰国国立法政大学朱拉蓬国际医学院

泰国国立法政大学始创于1933年，是泰国历史最悠久的大学之一。1991年成立了医学系，1994年成立了诗琳通国际理工学院，1995年成立了三个与医学相关的院系——牙科系、护理系及健康系。

朱拉蓬国际医学院成立于2012年，由泰国朱拉蓬公主赐名，是泰国第一所全英文教学的医学院，为庆祝泰王90华诞，该学院于2017年开办中医学系，与北京中医药大学合作开设中医本科双学位课程项目。二、五、六年级的学生需要到北京中医药大学学习和实践，最后六年级生可选择到华侨中医院、春武里医院或者朱拉蓬医学院完成临床技能实习。

泰国90%的中医本科专业毕业生毕业后所从事的医疗活动以针灸为主，但目前各大学尚未开设独立的针灸系，针灸学仍属于选修课课程，且临床带教师资力量缺乏，对针灸的发展存在一定影响。

三、泰国中医执业委员会承认的中国中医院校名单

泰国中医执业委员会发布《2010年泰王国境外认可中医课程教育机构》公告，公告中说明依照第11条法令以及依据1999年至2009年医疗法令，包括上海中医药大学、北京中医药大学在内的31所中医药院校获得泰国的认可，意味着在这些院校所学习的中医课程以及获得的中医学学历被泰国认可。

2011年7月，泰国中医执业委员会发布《2011年泰王国境外认可中医课程教育机构》公告，增加中华人民共和国武警医学院为泰国中医执业委员会认可的境外中医课程教育机构。同

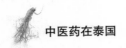
年同月，发布了《2011年泰王国境内认可中医课程教育机构》的公告，公告说明包括泰国华侨崇圣大学、泰国庄甲盛叻察帕大学、那空叻差是玛学院在内的3所泰国境内开设了5年制中医课程的教育机构获得认可。

第三节　泰国中医执业医师考核

一、概况

泰国政府对医师的管理贯穿全过程，泰国医学会、泰国卫生部以及泰国医学院学会负责医师职业管理。1997年泰国政府规定，所有医学院刚毕业的学生都必须进行一年以上的实习医师培训，然后才可申请住院医师培训项目。至2002年，共开展了13个专科和27个亚专科的培训项目。

1999年《佛历2542年行医执业皇家谕令法》第31条规定，允许通过中医执业委员会评估的祖传中医或大学毕业生获颁临时中医执业医师资格证。

2009年7月22日颁布《佛历2552年依照佛历2542年行医执业皇家谕令法制定中医执业成为行医执业专科皇家谕令法》，于2009年10月21日开始生效。2013年1月9日颁布《佛历2556年行医执业皇家谕令法》（第4版），取消《佛历2552

年依照佛历2542年行医执业皇家谕令法制定中医执业成为行医执业专科皇家谕令法》，制定中医执业成为行医执业专科，规定了注册及获得中医执业医师资格证申请者的知识资格，申请者必须从中医执业委员会认可的教育院校毕业，并获取中医学学士学位或相当于中医学学士学位的毕业证书。

2019年以前泰国中医执业医师资格考试每年举行2次，3月份和9月份进行，从2019年起改为每年一次，8月份进行。截至2018年9月，获得中医执业医师资格证并注册的中医执业医师有1 285人，较2015年7月的723人，增加近77%。中医执业委员会管理中医执业医师的行医方式，使其达到标准，并能与其他医学共同保护泰国人民的健康。

二、中医执业医师基本资格

泰国开展中医执业医师资格认证还不到10年的时间，但是对于中医执业医师需要具备的资质条件做了非常严格的规定。

2015年发布的泰国《中医行医执业标准》（以下简称"《标准》"）共有3章，其中第2章对组成中医行医执业标准的11个项目做出了明确规定。第一个标准即为中医执业医师标准，对中医执业医师需具备的基本资格做了要求：具备健康的身心，有良好的职业道德和奉献精神，掌握中医理论知识和合适的中医学术技能，有责任心，有求知欲和学习、研究、创新能力，了解执业有关法律并具有执行能力，具备良好的人际

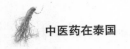

沟通技巧，具备传授中医专业知识能力等。

虽然只有8项内容，但是却涵盖了所谓"上知天文，下知地理"的全才要求，可以看出此内容对一个中医执业医师提出了非常高的要求，不单单是具备中医学医学专业知识，能看病，解决患者疾病。《标准》随后对8项内容逐一进行了详细解释，并指出："中医执业医师必须具有良好的专业知识并同时具备良好的道德品质、有能力、有技能、有责任心和良好的医德。"此外，《标准》中还对部分资格提出了明确的法律规定，如规定了执业医师"未有被中医执业委员会指定为可损及专业名誉的行为；未受到法院判决与中医执业委员会指定的可损及专业名誉的相关徒刑；不染毒；未患有中医执业委员会所指定的疾病；未患有癫狂或精神错乱者；不因酗酒而致工作效率下降"。这些详细的规定在执行中有着非常强的可操作性。相比较而言，我国的《执业医师法》对于相应的资格条件描述比较抽象笼统。

除了需要具备的基本资格外，泰国也对进行医疗活动的条件做了说明，明确已通过中医理论知识或临床操作技能培训者，须取得中医执业医师资格证或者执业医师资格证方可单独进行医疗活动。职业考核应符合泰国中医执业委员会关于行医考核制度的规定。这两条与中国的执业医师资格规定和医师法规定类同。

从海外获取的中医学士学位证书，报名前需要在获取证书当地进行公证、认证，之后到泰国外交部将公证和认证后的学士学位证书进行翻译，完成翻译的程序后方可到泰国卫生部行医执照管理局进行报名。

泰国的中医执业医师资格考试分两天进行，考核形式包括笔试和临床技能考核。其中笔试考核内容涵盖中医知识和卫生法律法规（如1999年行医法律和补充部分，1998年医务所法律和补充部分，1967年药物法律和补充部分）。临床技能考核包括处方用药、针灸技能技法和推拿手法。考核通过后由泰国卫生部行医执照管理局公布通知，在网站www.mrd.go.th公布。

三、中医师继续培训机构

2015年颁布的《中医行医执业标准》除了对中医需具备的基本资格做出了明确的规定，同时将中医执业医师的学术知识培训、自我发展、学术发展、学术研究等相关内容作为标准之一。

例如提到中医执业医师应该积极充实发展自己的学术知识技能，努力学习探索研究资料源、教科书、学术论文、参加培训、学术活动、学术会议或研讨会。与多学科小组、各学术团队和其他有关人员共同工作，将中医学知识和经验加以传播、翻译和编写，并且应用到实践工作上；发表演讲、培训的文件或教材、学术手册、教学文件，作为其他学业的辅导资料和学术工作者的指南等。如作为一名中医专家，应该在教学培训中发挥作用，为政府机构工作人员、私人机构与民办部门做学术顾问，甚至参与院校、本科以上高等院校和其他有关部

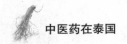

门的中医教育方面的教材编写，以及开展培训、教学、讲座。

这些标准都对中医执业医师的继续发展提出了规定，也对泰国中医师的继续教育提出了要求。

为了进一步促进中医文化在泰国的传播、协助泰国中医师总会培养更多优秀的中医师，2016年2月东方大学孔子学院与泰国中医师总会签署了中医文化交流合作协议。作为协议内容之一，双方共同创办的"泰国卓越中医师培训基地"，旨在借助东方大学孔子学院长期以来致力于中医文化交流的经验、依托其合作大学温州医科大学的中医师资，协助总会对泰国执业中医师开展培训，为泰国的年轻中医师提供更多临床学习的平台。2016年3月，"泰国卓越中医师培训基地"授牌仪式在泰国东方大学孔子学院举行，这也代表着泰国首家执业中医师培训基地正式落户东方大学孔子学院。

第五章

中医药在泰国
发展的思考

第一节 优势与机遇

鉴于泰国的华侨数量占比较大以及受中国历史文化影响较显著,因此中医药在泰国的发展前景较为乐观。本节主要概述和讨论中医药在泰国发展具有的优势和机遇。

一、优势

1. 泰国华人群体巨大

泰国在历史上是我国南部地区移民的主要输出国之一,现在泰国约有900万的华人,占泰国总人口的15%左右,是一个相当庞大的群体。而华人对于中医药的接受度相对其他民族来说较高。所以中医药在泰国发展有着得天独厚的群众基础。

2. 中药材原产地优势

中国当之无愧地作为中医药的发源地国家,拥有丰富的中药材原生资源。泰国市场上的部分药材主要来源是从我国进口,同时由于中医药在我国长期使用的经验积累,在中药配伍上也拥有强大的优势。合理利用和开发我国的中医药资源将给我国的中医药全球化提供极大的优势。

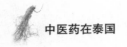

3. 中医药教育科研发达

在中医药教育方面，目前我国有高等中医药院校42所（其中有25所中医药院校独立设置本科教育），另外我国现有超过200所高等西医院校或非医药院校下设有中医药专业，因此中医药专业学生总数达75.3万人。在中医药科研方面，我国从科研经费和政策建设两方面提供大力支持。同时伴随着中外合作办学的不断深入，泰国中医药教育越来越依靠我国强大的教育资源。

4. 国家出台政策法规支持

从2011年以来，我国政府正以空前强大的力度支持中医药事业的快速发展。在我国的"十一五"规划当中已提出将当代中医药研究纳入高新技术产业工程重大专项项目，与此同时又出台发布了《2009—2011年深化医药卫生体制改革实施方案》，一再重申应当进一步发挥中医药的价值作用，进一步贯彻和落实国家中西医并重的指导方针政策。国务院在2015年颁布了《中药健康服务发展规划（2015—2020年）》，发展规划指出要进一步加快中医药健康服务贸易发展步伐，利用中医药其自身的独有特色让中医药作为文化走出去的排头兵和先行者。时隔一年之后，国务院在2016年又印发了《中医药发展战略规划纲要（2016—2030年）》，政府关注程度以及推行力度由此可见一斑。2017年7月，我国正式颁布实施了《中华人民共和国中医药法》，中医药法的颁布在我国中药发展历史上具有里程碑式的意义，是中医药产业的首部国家法律，对我国整个中医药行业进行了法律规范，同时也为其他国家制定中医药在其国内发展的行业规范提供了参考和借鉴价值。

二、机遇

1."一带一路"倡议

由习近平总书记提出的"一带一路"倡议所涉及国家和地区拥有丰富的动植物资源，具有巨大的中药产业的发展潜力。通过发挥其资源优势，开展广泛合作，将推动该区域国家经济健康事业发展。

"一带一路"倡议的涉及面当中有许多可以运用到发展推广我国中医药事业。如在发展与沿线国家开展教育合作方面提出应当进一步扩充留学生规模数量，因此吸引泰国留学生来华学习中医药完全符合倡议所提出的内容。倡议还提出要加强与沿线国家间的旅游合作，现在我国国家中医药管理局正同国家旅游局协同合作，探索中医养生保健旅游的合作模式方法。倡议还倡导要实现文化自信，让中国文化走出去，中医药以其独特的文化属性十分适合率先走出国门、面向世界。在目前已建立海外中医中心的国家当中，东南亚国家相对较少，泰国作为东南亚国家的重要枢纽，十分适合与其合作建立类似海外中医中心的中医药服务机构，中医药服务机构的大量出现能够直接增加各领域中医药海外人才的总量。

2.泰国医学模式多元化

随着历史的不断发展和科技的不断进步，泰国人民对医学的认识较过去有了很大的差别，理解层次相对更深，对医疗模式也提出了新的要求，由单纯的疾病诊疗逐渐转变为预防、保健、治疗、康复相结合的医疗模式，各种传统医学和补充替代医学发挥着与日俱增的作用。泰国在很长一段时间里主要运用西医西药治疗日常疾病，但如今各种补充替代医学和传统医学日益受到重视。由于化学合成药物具有毒副作用强，容易在短时间内产生生物抗药性的特点，西医对一些世界性的疑难病症力不从心且使药源性疾患增多，已很难满足人们日益提高的健康需求。相对西医来说，中药药品在价格上具有显著优势，药品质量也有很好的保证，不良反应和毒副作用相对较小，同时有着令人满意的疗效。因此，中草药和中草药制品在泰国的需求正逐步扩大。泰国成为中药及其衍生产品出口的新兴市场。我国中药出口企业应抓住这个机遇，通过进一步了解泰国中药市场的需求，研制出符合泰国人民日常医疗保健需求的中医药制品，从根本和源头上拓展泰国的中医药市场。

3. 泰国政府支持力度大

除了泰国在2000年通过法律承认中医药在泰国的合法地位之外，泰国卫生部泰医与替代医学厅还专门成立了泰国泰中医药交流中心，委派专人负责从事两国间中医药交流和研究。同时，泰国卫生部下属的传统医学法律管理委员会还特别成立了一个由20人组成的中医小组考试委员会，负责每年一度的中医师执业资格考试审查工作。

泰国民间组织在积极推进中医药发展的进程当中也是

一股不可低估的新生力量。在政府和地方高校的共同努力下，泰国华侨崇圣大学率先同我国上海中医药大学合作开设了"2+2"中医药专业本科项目，是泰国有史以来第一所拥有中医药专业的高校机构。目前已有多批毕业生完成学业回到泰国，由此泰国拥有了自己培养的中医药专业人才，为中医药在泰国落地生根打下了前期基础。目前，泰国华侨中医院是泰国最有影响力、就医门诊量最大的医疗机构，大批患者每天上门接受中医药诊疗。泰国各阶层当中持续壮大的中医药力量是中医药近几年能够在泰国得以稳定发扬光大的原动力。

泰国卫生部也正与中国积极探讨在泰国种植引进11种药材的可能性。这样做的主要目的是泰方拟利用泰国有利的地理、气候、生态环境来培育种植出无污染、符合各国环境卫生标准的中药原材料。此举也将为中药材走向世界建立一个海外桥头堡。

第二节　困难与挑战

中医药在泰发展拥有前所未有的良好契机的同时，也不可回避其在发展中所面临的困难与挑战。本节概述和讨论目前中医药在泰国以及全球化发展中遇到的一些困难与挑战。

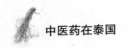

一、中医药在泰国发展面临的困难与挑战

1. 中医与泰医对中药认识不统一

至今泰国尚无中医药药典，导致对中药功能与疗效认识有误差。以前中药在泰国被当成古方药，属于泰方药的范围，所以进口时必须按照泰方药的功能进行翻译。如果泰方药未有该功能，古方药就不能直接翻译出该功能，而必须用相对隐晦的方式阐述该功能。目前中药自身的功能和主治病症仍需按照泰国现有的关于草药法律的规定进行说明阐述或翻译解释。例如，泰国官方认为心脏病、糖尿病、高血压、中风等都是不可完全被治愈的病症，因此，对相关中药的功能只能写为预防、缓解症状。最明显的例子是用于治疗中风的药，不能翻译为可治疗中风，只能按泰国的要求翻译为保养健身、顺气降逆。这里的"风、气"是按泰医的要求翻译的，其实在中医里"风、气"的意思是"熄风通络"，表示"风阳上瓢"是体内的风，而不是泰医中的"呃气"。正是由于中医与泰医对药物的功能认识不统一，不仅对泰国进口中药形成一定障碍，而且使泰国患者选择药物时对中药望而却步。

2. 贸易壁垒

泰国对中药的进口存在一定的贸易技术壁垒，具体障碍表现在批准文号的认定方面。由于目前泰国尚没有出台包含中医药的药典，泰国药品监管体系的标准主要是基于美国食品和药品管理局（FDA）制定的标准而形成的。虽然泰国在从我国进口中药时也会参考《中华人民共和国药典》，但由于我国大部分成药是复合配方，在国内有关部门只注册一个批号，其配方组成、剂量含量与泰国食品药品标准管理局规定的每一种复合药品组方分别申报一个批号的要求有不符之处，而且在进口产品包装盒（纸）上须用泰语注明必要成分、功效等要求也在很大程度上延缓了许多中成药的进口审批流程。再者，泰国对进口中药生产标准有较高要求，即药品生产质量管理规范（GMP标准）。受当地文化的限制，有些中药传统名称须更名。此外，以珍稀动物器官等为原料加工或含有重金属、毒品等药品也一律不许进口经营。

3. 行医资格壁垒

非泰国国籍的中医师如果想要在泰国取得泰国卫生部颁发的中医执照首先必须满足以下两个最基本条件：① 申请者本人已在泰国居住3年或3年以上；② 申请者本人必须拥有在国外高等院校（绝大多数是中国的中医药高等院校）获得中医药专业本科或本科以上学历。在满足以上两个最基本条件之后，申请者还面临以泰语为考试试题语言的执业资格考试，大部分申请者的泰语都是零基础，所以即使已具有丰富的中医药专业知识并且拥有长期中医药临床经验的申请者也很难通过该执业资格考试。

4. 强大的竞争对手

我国有中医，泰国也有着其自己的传统医学——泰医，正如我们希望将中医推向海外走出国门一样，泰国也希望自己的泰医能够发扬光大。再加上来自印度的传统医学阿育吠陀在全

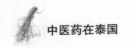

球范围内的强烈冲击，中医要在众多强大的竞争对手间脱颖而出还需做出更多的努力。

二、中医药在国际化发展中面临的困难与挑战

国内学者对于中医药国际化发展中面临的困难与挑战研究已非常成熟，可总结为政策壁垒抬高了中医药国际化门槛、生物医学观念挤压了中医药国际化空间、中药材的质量问题削弱了国际化竞争力以及独特的理论体系增加了中医药国际化的难度等方面，笔者在此不再赘述，笔者从自身在中医药国际化发展工作中所取得的经验来阐述面临的一些困难与挑战。

1. 国际政治环境不稳定所带来的困难

国际政治环境稳定与否对于中医药国际化发展是否得以正常开展有着很强的决定性因素。例如上海中医药大学附属曙光医院同捷克政府在2015年合作成立中捷中医中心，当时中心的成立受到了捷克卫生部的极力推举，最终促成了我国国务院副总理刘延东与捷克副总理别洛布拉代克共同为中捷中医中心揭牌。经过3年多的运营，中心累计接诊捷克患者约4万人次，广受捷克民众的欢迎，同时中医药在捷克也成功立法。但是在2018年，捷克政府反对党上台，对于前政府和中医药相关的事务都持否定态度，已经通过的中医药立法也被反对党设法搁置了起来，捷克中医中心也无奈面临由原先的赫拉德茨克拉洛韦迁址至布拉格。国际政治环境的稳定性对于中医药国际化发展的影响力由此可见一斑。

2. 国拨经费使用规定严格，影响合作单位的积极性

中医药作为中华民族文化的瑰宝，其国际化进程的主要推动力还是来自国内中医药机构本身。然而发展中医药事业属于国家战略，其发展所需经费均属于国拨经费，鉴于国拨经费不得投资海外的原因，很多隶属于国内中医药机构的中医医疗器械无法走出国门，无法让海外人士体验最先进的中医医疗器械，同时想通过海外渠道直接购买相关设施设备也会由于渠道不同或外方经费预算不足等问题而无法解决，从而影响到国内外合作单位对于中医药国际化的积极性。

通过政府引导、民间参与，鼓励开展中医药海外中心多元化投融资模式的探索实践，形成权责明确、优势互补、利益共享、风险共担的合作机制，创建多元投资模式或多方筹款模式是解决上述问题的首选方案，但同时也是创新资金获得模式面临的挑战。

3. 中医药国际化人才稀缺，专家资源有限，需求难以完全满足

造成目前中医药国际化人才稀缺的主要原因有：中医药国际化人才培养意识与理念有待提升；中医药国际化人才培养缺乏人文教育与艺术教育；中医药国际化人才培养缺乏专业的国际化师资队伍。综合以上因素导致目前我国具有深厚中医药功底，又熟练掌握一门外语的人才少之又少，人才培养速度与中医药国际化速度不相匹配。同时外方都期望中方能够提供最好的专家资源来推广中医，面临国内患者的诊疗压力和中医药国际化的外部需求，中医药专家资源捉襟见肘难以完全

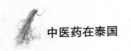

满足各方面需求。如何充分利用当地的华人、归国留学生等中医药人才资源，加快海外中心中医人才本土化步伐；积极开展当地中医药人员的培训、考核、评审活动，探索名师传承的海外模式成为当前中医药海外人才培养工作的一大挑战。

第三节　中医药在泰国的发展 前景及未来发展策略

中医药现在已经逐渐参与到泰国日常医疗保健领域当中，本节主要分析和讨论中医药在泰国的发展前景及未来发展策略。

一、中医药在泰国的发展前景

中医药和泰医药已被纳入各自国家的医疗服务系统中。中泰两国人民已经普遍接受在患病时同时选择传统医学和西医的治疗方式。在复兴和保护方面，传统医学得到了社会各界的共识和协作，包括专业的传统医师、感兴趣的个人、科学家和执法机构等。这些努力不仅能帮助保护民族遗产，还将提高人们的生活质量。随着现代科学的不断发展，许多医学专家也相信传统医学将为西医开辟一条新的途径。可能在未来，这使传统医学的研发工作进入一个新阶段。对天然药物的药理作用人们也有着持续的兴趣，这些药物可以有效地识别活性化合物。世界卫生组织将传统医学纳入其第11版《国际疾病分类》（ICD-11）中，这无疑也是一个传统医学发展领域的一个丰硕成果。ICD-11项目将促进西方和传统医学的融合，提供给世界一个更好的医疗体系。

中医和泰医都是整体医学，都有着悠久的历史和深厚的群众基础，他们曾是各自国家的主流医学，之后受到西医的冲击，他们都经历了多年的被排斥和被限制，但并没有灭迹，近几十年来中医和泰医都开始复兴，并都已被纳入国家卫生服务系统。传统医学的兴起与复兴既是一个学术问题，又是一个与社会政治问题密切相关的问题。传统医药的复兴与发展，需要各国政府的政策、资金支持、人才资源的发展、服务质量的提高以及传统医药知识向公众传播等。

健康一直是没有国界的古老问题。在这个全球化的时代，医疗保健已成为国际合作的首要任务之一。中国和泰国已经建立了长期良好的关系；中国领导人提出的"科学发展观"和普密蓬·阿杜德国王提出的"适度经济"有着异曲同工之处。所以，中国和泰国两国之间存在着在医疗保健系统中，使用传统医学的经验保持长期合作交流的可能性。这将有助于两国改善传统医学实践和药用产品，从而给各自人民提供更好的医疗保健服务。

二、中医药在泰国未来发展策略

1. 主动拓展多样化的中医药市场

当前主要借助泰国现有执业医师力量扩大中医药在当地

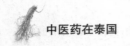

的影响，推广和宣传中医药的功能主治，尤其是面对多种慢性病、恶性病、疑难病方面的疗效成果，如中医药能够很好地延长恶性肿瘤患者的生存时间等。用消费者自身说法培养扩大消费群体，借以宣传中医药效用，严格把控注册执业中医师资格认定的标准和中医药商业存在的准入条件，从源头上遏制不良的中医药资源污染中医药市场，防止有人假借中医药名义谋取不正当利益从而毁坏中医药在泰国的声誉。因此，两国中医药管理部门间有必要建立长期通报机制。在泰国发展中医药，应该多管齐下，保持原有市场的同时也要开拓新型市场。

（1）以华侨、华人为切入，向泰国民众宣传推广中医药。充分运用在泰华侨、华人众多这一有利条件，扩大中医药在泰国的影响。与泰国华人或华侨组织合作，通过媒体广告、产品说明会、讲座等多种形式，宣传中医药在治疗疑难病、恶性病和慢性病方面的疗效，推广中医理念。

（2）以高质量的服务吸引泰国民众。由于中药的外观、味道及服用方法较为复杂，许多泰国民众一度对中药踌躇不前。因此，提升现有泰国中药店的服务水平层次有相当的必要性。如泰国北京同仁堂药店积极尝试改变以往中药店在人们心目中传统粗糙的不良形象，从店内服务、支付途径、饮片外观、社会公益等方面着手改进，成功打造以顾客至上为服务理念的现代化中药药店，并且同仁堂药店还尝试打破泰国消费者认为中药汤剂难喝且煎煮麻烦的固定思维，虽然无法解决汤药味苦的问题，但是同仁堂通过代客煎药，解决了患者熬药难的问题。如今，泰国北京同仁堂药店的未来长期计划是在客流量集中的商场超市以及百货大楼等地设立销售专柜，布局覆盖整个泰国的中药销售网，为广大民众购买中药提供更便捷的途径。

（3）合作互助，携手发展。中医药若要在泰国壮大和发展，离不开泰国政府和群众的大力支持。中泰两国卫生医疗相关部门应共同携手合作，深度开展中医药技术、智力开发合作，挖掘中医药潜能从而造福两国人民。两国中医药相关学术团体应增加互联互通、数据交换并多做双向友好促进工作，继续深化中医药医疗技术学术交流合作，巩固现有成果。凭借"引进来、走出去"的双向方式，从教师队伍储备、中医药学科建设、特色门诊等方面支持、加强泰国高等院校中医药专业建设、扩大招生规模。吸引更多本地学员到中国学习深造，充分培养当地学科带头人。适度扩大两国医院间巡诊访问规模，使更多当地患者接受中医药服务。双方还可以进行学者互派、合作办学以及合资建设医院与工厂等项目，加强中医药学方面的学术交流从而达到双方共赢的最终目的。例如由于泰国地处东南亚，气候适宜、药源丰富，可考虑与泰国合资办厂，利用当地适宜的气候条件种植和销售中药材前景广泛。开展多边合作，将中医药列入中国—东盟自贸区服务贸易谈判议程，进一步商讨洽谈相互开放传统医药市场的可能性。

（4）双边共同建立合理的标准体系。双边合作共同制定出一套可以对中医药进行严格、科学分类、登记的管理标准体系。我国的生产、出口经营企业要调查研究泰国当地市场容量有限，切忌盲目跟进；经营者须了解当地生产要求、尊重泰国传统文化，理性参与泰国中医药市场竞争。

2. 研究开发适合泰国消费者需求的中药

（1）针对泰国的常见病、多发病研发相应的中药。泰国常年气候潮湿闷热，极端高温天气持续时间长，降雨量大。泰国民众平时习惯长时间开空调，并且大量饮用冰水和食用高热量食物，风湿痹症、肥胖、哮喘、糖尿病、皮肤病等在泰国是较为常见的疾病。因此，从泰国人的常见病治疗入手，应当侧重于开发诸如治疗皮肤类、清凉解毒类、消炎类、预防和缓解艾滋病和一些慢性病的中成药，预计这些药在泰国会有较广阔的市场需求。

（2）探索有效的营销途径。泰国患者选择服用中成药主要是因为价格低廉，而疗效和西药相比也不逊色。所以，对于现代中药来说，在泰国采取合理有效的营销策略是当务之急，要将中药推广为既能治好病，又能让人接受的药物，消除民众对中医药的芥蒂和困惑，使中药具有被患者认同的安全性、天然性和稳定性是中医药现代化这一庞大的系统工程的最终目的。

3. 加强传统医药与旅游合作，促进健康旅游

在中医和泰医的衍生产品中，例如针灸、气功保健治疗、传统泰式按摩、草药蒸汽浴和热敷等都能为医疗旅游提供丰富的资源。此外，在过去的几十年中，水疗和健康业务在全球经济中繁荣发展，这不仅带动了草药产品的高需求，也为中医、泰医和旅游从业人员创造了新的就业机会。所以传统医学和医疗旅游业之间的合作有利于传统医学的发展。我国"一带一路"倡议提出要加强与沿线国家间的旅游合作，现在我国国家中医药管理局正同国家旅游局协同合作，探索中医养生保健

旅游的合作模式方法。例如上海市新虹桥医疗城计划打造的免签医疗圈，以就医为目的的国外患者可以免签进入新虹桥医疗城，待其结束治疗后再直接返回其所在国家。

4. 加强培养中医药人才

任何事业的发展都需要该领域内专业人才持续不断的参与。泰国当地严重匮乏的中医药人才很大程度上影响了中医药在泰国的发展进程。中医药人才可以是中医院校在校学生，可以是高等院校在职人员，抑或是泰国本地来华留学生。因此可以通过不仅限于以下方法和措施来培养泰国中医药领域人才，并提高泰国中医药领域人才的素质。

（1）依托中国中医药领域教学科研力量强大的优势，拓展和加深中国中医药院校、中医药科研机构与泰国高等院校在中医药诸如理论、临床以及科研等教育方面的合作，共同开展多领域、大跨度、交叉技术结合的多元化中医人才培养合作。

（2）培养高层次研究人才，搭建中医药研究人才的合作平台，开展研究生层次的联合培养，培养一批懂中医且懂中泰两国文化的高级人才，将更多先进的中医药技术运用普及到泰国。

（3）深入调研泰国的药品管理法律以及进出口贸易体制，从而培养一批掌握泰国中医药法务、中医药贸易金融监管程序的专业高素质的人才队伍，以便中药顺利进入泰国，从而更好地为中泰两国的中医药医疗事业发展服务。

（4）结合国际化中医药人才培养目标，积极探索有利于教师职业发展需求的有效途径，不断提升中医药教师的职业素

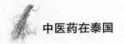

养，提高中医药课程的多语种教学能力、培养和建设具有国际视野的优质中医药师资队伍人才库。在知识信息全球化和激烈的社会竞争中，中医药发展的根本动力在于人才素质的提升，医学教育的最终目的在于培养医学生具有较强的预见性并合理解决问题的能力，拥有全心全意服务社会发展、千方百计造福百姓健康的理念。高等中医药教育的目标是要合理协调现代与传统、人文科学与自然科学、传统医学与国际视野的关系，努力打造一批优秀的中医药国际化人才队伍。

结　语

　　综上所述，我们欣喜地看到，中医药在泰国乃至全球的发展已经进入了一个崭新的时代。在这个新时代里，中泰两国在中医药发展方面都做出了各自极大的贡献，为中医药在泰国发展扫除了很大一部分阻碍，从中医药的立法以及中医师的执业认证便可见一斑。如何使中医药更好地在泰国良性可持续发展是目前工作的重点所在，泰国作为连接东南亚各国的重要枢纽以及海上丝绸之路的重要桥头堡，中医药在泰国的成功发展模式一定可以辐射和带动一批周边国家的中医药发展，从而探索出一个能够在东南亚地区，乃至全世界均可复制的中医药发展战略体系。

参考文献

［1］ PONGPISUT JONGUDOMSUK. Medical Care System in Thailand: Reforms towards HealthPromotion ［C］. Paper Preparedfor Presentation at 6th Global Conference on Health Promotion, 2005.

［2］ 赵要军.中国、美国、泰国三国医疗保险制度比较分析［J］.中国卫生经济，2009（11）：41-44.

［3］ 王孝蓉.中医药及泰国传统医药在泰国的发展概况［J］.中国民族医药杂志，2010（10）：48-50.

［4］ 谢强明.泰国中医教育发展概况［J］.天津中医药，2015（7）：442-444.

［5］ 郭宇航.泰国中医药发展历史现状调查及思考［J］.东南亚纵横，2009（3）：56-58.

［6］ 李得运，于志斌.2017年上半年中药材及中药饮片进出口贸易分析［J］.中国现代医药，2017（10）：1470-1475.

［7］ 吴奇飞.泰国医疗质量监管体系述评［J］.中国医院管理，2010（10）：25-27.

［8］ 张怀琼，刘胜，管红叶，等.上海市中医住院医师规范化培训探索［J］.中国卫生资源，2011（6）：363-365.

［9］ 缪薇，殷梅，韩剑虹，等.泰国医学生培养制度对我国医学生教育的启发［J］.科技创新导报，2015（3）：156-157.

［10］ 夏修龙.泰国的医学教育及改革［J］.国外医学：医学教育分册，2002（2）：17-18.

［11］ 黄培冬，罗楠，吴石合，等.泰国《中医诊断学》教学思考——以

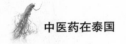

泰国碧瑶大学为例［J］.时珍国医国药，2017（11）：2764-2765.

［12］李倩，王卫，陈泽林，等.泰国针灸教育与发展［J］.天津中医药，2014（10）：631-633.

［13］宋亮，龙雪城.中医药在泰国市场发展空间及建议［J］.法制与经济，2011（9）：71-74.

［14］唐卉.泰国：2018年回顾与2019年展望［J］.东南亚纵横，2019（2）：17-24.

［15］张杲，王尚勇.新兴的中医药市场——泰国中医药市场的发展与准入［J］.亚太传统医药，2008（5）：5-6.

［16］齐明，王雄伟.基于"一带一路"战略的中医药国际化的机遇与挑战［J］.医学与社会，2018（4）：49-51.

附录 泰国中医行医执业标准

标准1 中医执业医师

中医行医执业，是指运用中医理论知识，对人体进行检查、诊断、治疗、预防疾病以及康复的行为。

中医执业医师需要具备以下基本资格：

1. 具有身、心、智力健康和社会交往的能力。

2. 有道德、讲操守，遵守法律，有良好的职业道德和奉献观精神。

3. 能运用中医理论知识对病人进行检查、诊断、治疗、保健康复和预防疾病的能力，有责任心，并拥有合适的中医学术技能。

4. 具备对中医行医执业有关法律知识的了解和执行能力。

5. 具备对于政治、经济、社会和文化政策；国家卫生健康发展、卫生人力发展中医发展规划；社会管理学和环保方面知识的深刻了解，以支持和促进执业的发展。

6. 有求知欲和不断学习的能力，并且能了解基础研究方法，有科学性的创新，以发展中医事业。

7. 具备良好的人际沟通技巧，与患者、家属、公众、同事和其他卫生保健人员进行沟通联络协作、以构建良好人际关系。

8. 具备传授中医专业知识能力，能向患者、学生和公众传播知识，包括向社区提供资讯的能力。

对资格的含义解释：

1. 身、心、智力和社会交往能力都健康。

1.1 资格符合2007年《国家健康法》谕令第3条的规定如下：

健康，是指生理、心理及社会适应三个方面全部良好的一种状况，而不仅仅是指没有生病或者体质健壮。

智力，是指一般知识、知情和对好、坏、利、弊的合理理解，进而致使拥有美好的心灵和乐善好施。

1.2　中医执业医师，需具备部级法令规定的如下资格：

1.2.1　年龄不小于20周岁。

1.2.2　掌握中医理论知识者，必须具备专业知识，即必须获得中医执业委员会认可的国内外教育院校、中医专业学位或相当于专业学位的毕业证书，且必须通过中医执业委员会规定的标准知识考核和条件，并获得中医执业医师资格证。对于没有泰国国籍的国外毕业生，还必须按照佛历2556年修改过的《佛历2542年行医执业皇家谕令法》第33（7）条规定，获得所毕业之国的《中医执业医师资格证》，或是获得祖传中医知识，在2010—2011年间通过中医执业委员会知识评估之后获得《中医执业医师资格证》者。

1.2.3　不得有行为不检点者，否则将损及职业的荣誉。

1.2.4　未曾受到可能损及职业荣誉的法院终审判决入狱惩罚案件者。

1.2.5　不吸毒。

1.2.6　不为残疾或患有行医执业人员不应患的疾病。

1.2.7　不是精神病患者。

1.2.8　不酗酒而致影响工作。

2. 有道德、讲操守，遵守法律，有良好的职业道德和奉献观精神。主要原则如下：

2.1　中医执业医师，必须了解宗教道义，并能将该道义运用于对中医行医执业的知识管理上，以做到良好和准确，具有美好的道德规范。

2.2　中医执业医师，必须具备并履行中医执业医师的职业道德。

2.3　对中医和中医服务有如下良好的意愿：

2.3.1　愿意并能够工作达到优质的医疗服务水平。

2.3.2　有能力和决心与各行各业执业者协调合作。

2.3.3　能了解泰国社会状况，调整自我，适应泰国国情。

3. 能运用中医理论知识对病人进行检查、诊断、治疗、保健康复和预防疾病的能力，有责任心，并拥有合适的中医学术技能。

3.1　具备行医执业的知识技能；能运用中医知识来保健、防病、治病和患者的康复。

3.2　能应用中医整体观念和中医思维方法来解决问题。

3.3　具备中医专业知识和技能。

4. 具备对中医行医执业有关法律知识的了解和执行能力。

4.1　了解和理解《行医执业法》《药物法》《医疗场所法》《健康法》《健康保障法》《基金支持促进健康法》《服务场所法》以及其他法律，包括有关部级法令、通告和各项规定。

4.2 有能力执行有关中医行医执业的法律、部级法令、各项规定和通告。

5. 具备对于政治、经济、社会和文化政策，国家卫生健康发展、卫生人力发展中医发展规划，社会管理学和环保方面知识的深刻了解，以支持和促进执业的发展。

5.1 了解国家经济和社会发展规划、公共卫生政策、国家健康系统发展规划、健康方面人力发展规划和公共卫生服务系统的有关知识。

5.2 了解社会、经济、政治和文化现状，关注追踪有关社会、公共卫生和环境等变化对健康方面的影响。

5.3 了解社会学、一般工作管理和卫生工作管理的原则和有关知识，作为学习基础，以增进经验知识面，为更好地适用于职责。

5.4 了解患者及家属的生活习惯对于健康的影响，包括环境对健康所造成的影响，并能够自我保养作为保健榜样。

6. 有求知欲和不断学习的能力，并且能了解基础研究方法，有科学性的创新，以发展中医事业。

6.1 在治疗疾病方面，有能够对患者的信息资料进行记录、汇集、分析、综合和评价的能力。

6.2 有系统性、统筹性的合理思维方法，能够分析、综合信息，并且能够合适地倾听和解决问题。

6.3 有进取心，不断学习充实专业知识、提高专业技能，跟上中医界的学术发展。

6.4 有自学能力，并且能够在实践工作中不断学习和总结经验。

7. 具备良好的人际沟通技巧，与患者、家属、公众、同事和其他卫生保健人员进行沟通联络协作，以构建良好人际关系。

7.1 具备良好的人际沟通技巧，与患者、家属、公众、同事和其他卫生保健人员进行沟通联络协作，以构建良好人际关系。

7.2 工作态度良好，能够与其他部门的公共卫生人员统筹工作。

7.3 有良好的人际关系，做一个好领导和好同事。

8. 具备传授中医专业知识能力，能向患者、学生和公众传播知识，包括向社区提供资讯的能力。

8.1 能够对患者，家属和公众提供有关知识、建议和指导。

8.2 能够通过社区讨论、讲解、提供传播医学知识。

8.3 有传授知识给学生、大学生和公共卫生人员的能力。

总之，中医执业医师，必须具有良好的专业知识并同时具备良好的

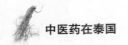

道德品质、有能力、有技能、有责任心和良好的医德。

标准2　管理与服务

中医医疗的管理和服务，是一种专门的医学管理，必须依据中医理论知识对人体进行检查、辨证分型、诊断，然后通过应用中医理论知识选择中药方剂、针灸、推拿等中医技术方法进行治疗和康复。包括内科、外科、儿科、妇产科、五官科、皮肤科、男科、神经内科、针灸科、推拿科、中医养生科等。

为了提高中医执业医师的知识，为了在教育、研究、宣传、传播推广中医知识资讯的正确性，可靠性和准确性，必须制定一套管理和服务的准则。具体要求如下：

1. 行医场所建筑物。

中医的行医场所，必须符合1998年《行医场所法》谕令、中医执业委员会通告和其他有关法律的规定。

2. 病历记录。

应该将患者提供的资料完整地记录存档，包括：

2.1　中医门诊病历书写、记录单。

2.2　中医住院病历书写、中医学检查和治疗记录单。

2.3　转科转院记录单。

3. 中医所使用的器具。

作为检查治疗的器具，应该做到干净卫生、质量好、保存要安全，使用器具如下：

3.1　工具为了备药、调药、煎药、草药加工炮制以及保存。

3.2　针灸、药薰治疗所用的工具器具物品。

3.3　推拿和骨科处理治疗所用器具物品。

3.4　按照中医理论进行诊断疾病所需的相关器具。

3.5　护理和外用治疗所用的器具设备。

4. 检查治疗室。

检查室标准如下：

4.1　要有用于检查治疗疾病的床、床垫、枕头，以及常换洗的被单、床单、枕套。

4.2　有检查疾病的桌椅。

4.3　有洗手盆，若没有洗手盆，可用清洁药液或酒精擦手代替洗手。

4.4　中医治疗所需要的器具，如针灸和推拿等需用器具。

标准3　诊查与辨病

对接受服务的患者进行的检查诊断和疾病证型分类，需要根据中医学的理论知识和技能，收集患者病史、研究诊查病情，找病因、判病种、并对其进行病机分析，辨别证候，具体要求如下：

1. 了解转送来的患者所有资料包括实验室检查结果以及患者带来的曾经接受治疗的其他资料。

2. 请患者填写个人的简要的资料，如姓名、年龄、性别，包括主要症状，既往病史和药物过敏史等。

3. 测血压和体重。

4. 对待患者要友善，与患者建立良好关系，介绍服务详情等，以期更好地在检查和治疗上给予合作。

5. 中医诊断。根据中医理论原则进行如下检查：

5.1　询问病人有关疾病的情况，患者的自觉症状，如主要症状，病痛位置、病痛特点、持续时间，并询问其伴随症状等等，询问既往病史、生活习惯等，从而了解患者的各种病态感觉以及疾病的发生、发展、诊疗等情况。

5.2　按照中医基础理论原理，根据中医诊断学询问患者的现病史和既往病史，询问如食欲、睡眠、大小便、汗、冷热、口渴以及情绪状况等，女性要问月经白带史。

5.3　若发现病情需要转科转院治疗，或者必须进一步进行现代医学的检查诊断，为使患者得到明确的诊断，使患者获得更合适的治疗方法，应该给予患者介绍并及时办理转科手续。

5.4　在中医学理论指导下的诊法有以下内容：

诊法，即中医诊察收集病情资料的基本方法。主要包括望、闻、问、切，即"四诊"。

5.4.1　"望诊"是医者运用视觉察看患者的神、色、形、态、舌象、头面、五官、四肢、二阴、皮肤指甲以及排泄物等，以发现异常表现，了解病情的诊察方法。

5.4.2　"闻诊"是医者运用听觉诊察患者的语言、呼吸、咳嗽、呕吐、嗳气、肠鸣等声音，以及运用嗅觉嗅患者发出的异常气味、排泄物的气味，以了解病情的诊察方法。

5.4.3　"问诊"是询问患者有关疾病的情况，患者的自觉症状，既往病史、生活习惯等，从而了解患者的各种病态感觉以及疾病的发生发展、诊疗等情况的诊察方法。

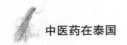

5.4.4 "切诊"是医者用手触按患者的动脉脉搏和触按患者的肌肤、手足、胸腹、腧穴等部位，测知脉象变化及有关异常征象，从而了解病变情况的诊察方法。

5.4.5 中医的其他检查，如叩诊、牵引试验等。

6. 诊病

诊病，亦称辨病，是在中医学理论指导下，综合分析四诊资料，对疾病的病种作出判断，得出病名诊断的思维过程。

7. 辨证

7.1 八纲辨证

7.2 脏腑辨证。

7.3 气血津液辨证。

7.4 卫气营血辨证。

7.5 三焦辨证。

7.6 经络辨证。

7.7 病因辨证。

7.8 六经辨证。

8. 论治：按照第 7 条辨证结果指定治则和治法。

9. 处方。

10. 让患者初步了解病情状况，介绍治疗的方法，并且详细记录检查诊断过程的以及由检查医师签名。

标准4 治疗与机能恢复

对患者疾病的检查、诊断和病症分类之后，中医执业医师对于患者的治疗和康复应按以下原则进行治理。

1. 根据中医学理论，辨析诊查病症，结合患者的年龄、性别、生活习惯、环境等，以确定相应的治疗方法，制定治疗的方案并以文字记录。

2. 根据病症而选择相应的中医治疗形式，治疗的形式可以是一种或一种以上，一般治疗形式如下：

2.1 药物疗法。

通过辨证后制定相应的治疗方法，选择一种或者一种以上的中药组成中药方剂，以达到扶正祛邪、调节机体气血阴阳，使机体康复的治法。口服药物的剂型有汤剂、丸剂、散剂膏剂、丹剂、酒剂、片剂、糖浆、茶剂、冲剂等不同剂型。并要注明服药要剂量和用药天数。例如，治疗感冒可开 3 包煎药的草药，每日 1 包，煎 2 次，分早晚饭后服用等。在此必须按照中医开药方的书写原则做好文字记录。

2.2 针灸疗法。

针灸是根据中医基础理论和经络理论，通过中医诊断辨证后，用针刺、艾灸的方法在人体经络及经外腧穴施以一定的手法，以通调营卫气血、调整经络、脏腑功能而治疗相关疾病、预防保健的一种方法。

2.3 推拿疗法。

根据中医基础理论和经络理论，包括阴阳五行学说、脏象学说、气血津液理论，人体解剖结构（骨骼、关节、韧带、肌肉），在对病人检查诊断和辨证后，通过在人体体表一定的穴位或经络部位，或对疼痛位置，如肌肉、组织、关节等，施以各种手法，或配合某些特定的肢体活动，以防治疾病，促进健康的治疗方法。

2.4 其他治疗方法：按照中医学通用教材所列，或按照中医学的实用方法，如太极、气功、拔罐等。

3. 中医执业医师应向患者做以下介绍：

3.1 治疗前应该向患者及家属解释说明病情：医者有义务向患者说明病情、诊断、治疗方法，治疗需要的疗程，治疗过程中可能出现的不利因素或不良反应以及疾病的预后等。

3.2 为了提高治疗效率，使患者早日恢复健康，医者应该在治疗后给予患者医嘱，如康复方法、正确的养生法、注意事项、避免事项等。

4. 追踪治疗效果，如中药口服疗程结束之后，应随访或预约等，以作为下次治疗的参考资料，或对治疗结果作疗效总结报告。

5. 按照治疗计划疗程期满后，应评估治疗结果，作疗效总结报告，并作为制订下次治疗计划的参考资料，或作为今后研究的资料库存。在此应有文字记录。

6. 患者的转科、转院，分以下3种情况。

6.1 中医执业医师在检查诊断患者后，发现自己无法诊治的患者，在病情允许的情况下应及时转送给有专门知识能力的专科医师治疗。

6.2 当中医执业医师对患者进行诊治后，评估治疗效果不甚满意，中医执业医师应转送患者给对该疾病或症状有专业知识的医师治疗。

6.3 若患者有某种原因不能继续接受医者的治疗，如交通或就诊时间安排不便等因素，中医执业医师应将患者转送给合适的医师治疗。

转送患者，应该有详细病历摘要随病员转去，并交给接手的医师以作为继续治疗的参考资料。

7. 中医执业医师在对患者进行治疗时应该谨慎细致，为防止不良事件或事故发生，要按照中医法律规定的范围内进行治疗，并应避免使用可能对患者带来风险的治疗方法。

8. 中医学的每一种治疗形式，在治疗期间都有可能对患者造成问

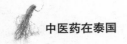

题，因此中医执业医师应回顾产生治疗问题的风险之处，然后想办法解决问题，预防问题反复发生。如记录晕针事件，将记录结果拿到会议上讨论，以寻找预防途径等。

9. 中医执业医师应用中医学理论知识，宣传中医预防和保健知识给高危人群，预防发病。倡议中医"治未病"理念，积极开展中医预防保健服务。

标准5　中草药和方剂的使用

关于应用中药治疗的标准，应遵循以下几点：

1. 用于患者的中药或方剂，根据中医理论知识，辨证施治，然后遣方用药，这是中医辨证施治的最后步骤。临床医生在辨证的基础上，根据不同证候选用合适的方剂，随症加减，拟定出符合病情的中药处方。

2. 中药，以中医理论为基础，用于防治疾病取自大自然的植物、动物、介壳矿物及其加工品，中药按加工工艺炮制分为中药材、中药饮片和中成药等。

3. 中药方剂，就是治病的药方，是中医执业医师在中医理论的指导下，经过辨证审因、决定治法，选择适当的中药，按组方原则，用单味药物或者几种药物配合起来，经过炮制、加工，酌定用量、用法、配伍而成。

4. 中医执业医师使用的药物剂型主要有3类，中医执业医师应按以下要求执行：

4.1　生产出的中药、中成药或炮制的中药，应按照药品法律法规执行。

4.2　中药汤剂，是由中医执业医师提供的处方，应用多味中药材按照中医理论组方配药，加水煎煮一定时间后，去渣取汁制成液体剂型。

4.3　备药，是中医执业医师按照中医理论原则，自己制作的中药制剂，经过对中药的加工、调制或生产用于治疗自己的患者的药，剂型如汤剂、粉剂、药片、胶囊、药丸、药膏、发酵药、泡药、药酒、薰药、膏药、药霜提炼药以及其他形式的特别准备的药。

5. 中药质量的控制，要保持始终如一的好质量。中医执业医师应亲自配药制药，对中医执业委员会以及权限内检查的官员的质量检查，积极予以配合。具体如下：

5.1　中药饮片、药剂原材料，要符合处方规则，质量好，要清洁，不过期。

5.2　中药制剂的生产准备、制作方法、生产流程、加工炮制、配伍调药，要按照中医学原理正确进行。

5.3　备药，调药和制药的每一个生产环节，中药原材料、容器器皿，生产地方和环境、生产设备、药剂师和参与生产的助理者等等，要做到干净卫生，符合卫生条件规定，药物标签要注明药名、药效、生产日期、有效期、使用说明等。

6.　药物的储存，要有合适的地点和设施、适合的货柜货架、容器器皿，根据中药的种类、性质、特点区分存放，要有干净、安全的存放环境，避免各种因素引起污染，而影响药物的质量。

6.1　储存中药饮片的容器，应该按中药的种类和特性分别保存在合适的容器，以期保持好药物的质量，存放于抽屉或容易查检和保存的柜子里，中药药物应该保持良好质量，随时待用。

6.2　根据药物的剂型，如胶囊、药片、药丸等，选择适当的干净合适的器皿。

6.3　成药或包装好的药，要按照药物功效分类分别存放，避免可能影响药物质量的安全存放环境。

7.　关于医疗场所能够为患者配药，应由中医执业医师开处方，并须给患者复印件，提供处方副本，详情如下：

7.1　处方要注明开处方者的姓名、地址、电话号码或所在医疗场所或诊所。

7.2　中医执业医师开的处方，笔迹要清楚易懂，要注明药物的配伍数量、重量、炮制、煎法等必要详情。

7.3　中药处方必须注明清楚简单易懂的用药方法、服用量、用药天数，以及注明开处方的姓名或中医执业医师资格证号。

7.4　处方单。

8.　关于应用中药或中药方剂的治疗，中医执业医师要向患者给予说明建议，让患者了解治疗过程，指导正确个人保健，以提高治疗效果，并防止因不正确的使用中药或中药方剂而导致的不良影响。诸如煎药方法、服用方法、用药方法、用药期间禁忌事宜、用药期间可能会发生的不良反应等，如服用后可能有腹泻症状等。

9. 追踪治疗效果。

在患者服用中药或方剂治疗后，中医执业医师应追踪治疗效果，应该向患者说明清楚，患者服中药一段时间后还可能要调整中药，给予合适的治疗，并作预约或其他必要的追踪手段。

标准6　针灸

针灸是中医学的一部分，由针法和灸法组成，通过对人体肌肤上的经络穴位的刺激，而达到治疗、减缓预防和保健的目的。针灸根据中医基础理论和中医经络理论，即阴阳学说、五行学说、脏象学说、气血津液学说，必须通过诊查和辨证作为指导治疗方案。针灸还重视手法，即运用行针手法进行刺激。针刺方法还可进行细分，如头针、耳针、眼针、眼眶针、小针刀、火针、三棱针等。此外，针灸还配以其他器具共同治疗，如艾条、电针仪、火罐、刮痧板等。

1. 针灸诊断治疗原则

1.1 首先在门诊对患者初步询问病情，筛选患者是否适合于针灸治疗，然后才对患者进行称体重、量血压。

1.2 当患者进入诊室后，医者态度要和蔼，友善，富有同情心，询问病历时，语气要温和诚恳。

1.3 询问病史，要根据中医四诊合参，即望、闻、问、切的基本原则。

1.4 按照中医辨证论治原则进行诊断并制定治疗方法，如八纲辨证、脏腑辨证、经络辨证、卫气营血辨证、病因辨证、气血津液辨证、六经辨证、三焦辨证。

1.5 诊断为病名或病症。

1.6 制定治则和治法。

1.7 选择符合治疗原则的穴位。

2. 治疗的步骤和手法。

2.1 在治疗前，医者要给患者解释治疗的程序，让患者了解治疗状况，缓解患者紧张或恐惧的情绪。

2.2 要有干净和独立的治疗室，室内温度要适宜，空气流通好，有充足的光线，安静，并有洗手盆。

2.3 应有更衣室和合适的放置储藏东西的柜子。

2.4 要有符合规定的标准治疗床，并有垫膝枕、垫腿枕等。

2.5 选择适当的扎针体位，有利于腧穴的正确定位，便于针灸的施术操作和较长时间的留针。避免针刺以外的发生。

2.6 施行操作之前针具检查，即毫针要符合标准，不过期，或无损坏、无毛钝弯曲；检查药棉、酒精、手套、针盘等器具是否齐全。

2.7 扎针前，中医执业医师要洗净双手，并用酒精消毒，每一个需要针灸的穴位都要用酒精消毒。

2.8 针灸治疗，留针时间，通常需要20~25分钟，或根据针灸医师决定留针时间。留针期间，术者须注意观察患者表情，以防晕针。

2.9 起针时要用干药棉按压针孔，防止出血，特别是容易出血的部位。

2.10 在施灸或温针灸时，要格外谨慎，要注意防止艾火脱落，以免造成皮肤及衣物的烧损烫伤，治疗室要安装排风扇。

2.11 每次使用过的拔罐器都要进行清洁消毒。

2.12 关于刺血疗法，刺血针具必须严格消毒，防止感染。采用一次性使用的器具，如三棱针、橡胶手套和医疗垃圾桶。

2.13 应配备呼救器，以备患者发生紧急情况时使用，如摇钟、摇铃等。

2.14 应治疗的时间和频率取决于病情，由中医执业医师作决定。

2.15 应有紧急救护设备。

3. 针灸使用的器具设备和中草药。

3.1 毫针。必须是符合标准的针灸针，要检查针灸针的保质期。针灸针要无菌，质量好，完好无损，符合中医工具使用标准，并符合《医疗工具、药物法》规定、获得批准，并要有固定的存放柜。

3.2 艾灸或其他用于治疗的中草药，应存放于合适地点，随时待用。

3.3 电针仪。

3.4 拔罐器，火罐或真空拔罐器。

3.5 根据中医院治疗原则与针灸有关的其他辅助治疗器具，如刮痧板等器具。

标准7 推拿

推拿是中医学的一部分，是一种以力学为特征的物理疗法。由推拿师运用推拿手法，作用于人体体表的特定部位而对机体生理、病理产生影响，达到治疗、预防和保健目的。推拿是以中医基础为依据，如阴阳五行、脏腑经络、气血津液、人体解剖结构（骨骼、关节、韧带、肌肉）经络腧穴及具有自身特色的穴位（如呈面状穴、线状穴的天河水、三关、六腑、五经穴、板门等）检查诊断和辨证共同完成。此外，推拿还需要使用其他器具共同治病，如按摩床、按摩油、痱子粉、拔火罐、刮痧、放血疗法、药薰和其他外用药等，根据病情需要配合服用中草药。中医执业医师采用推拿按摩进行治疗，应按以下标准执行。

1. 推拿按摩治病的检查诊断原则。

1.1 首先要通过患者门诊病案筛选，分辨其病症是否适合推拿按摩治疗，特别应该注意检查排除患有传染性皮肤病、骨折或骨裂以及有易出血倾向者，之后再称体重、量血压。

1.2 患者进入诊室后，医生态度要随和，有同情心、询问病历时，

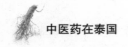

语气要温和。

1.3 要按照中医四诊的基本原则进行询问病史，即望诊、闻诊、问诊和切诊。

1.4 按中医辨证论治原则进行诊断然后制定治疗方法。如八纲辨证、脏腑辨证、经络辨证、卫气营血辨证、病因辨证、气血津液辨证、六经辨证、三焦辨证。

1.5 诊断病名或病症。

1.6 制定治则和治法。

1.7 选择符合治疗原则的推拿手法和合适的治疗方法。

2. 治疗的程序和手法。

2.1 治疗前医者要向患者解释并让其了解治疗程序，缓解其紧张或害怕情绪。

2.2 要有干净的、有合适的室内温度的、通风良好的，光线充足的，带有洗脸槽的分隔性治疗室。

2.3 应有更衣处和合适的储藏柜或存放物品的地方。

2.4 符合规定标准的治疗床，并有垫脚、垫腿用的枕头等。

2.5 帮助病人准备合适体位，便以推拿手法治疗。

2.6 配置治疗设备，如推拿隔布、推拿油等。

2.7 推拿时间视病情而定，每次20~30分钟。

2.8 推拿隔布每次使用后应该更换。

2.9 薰疗或热敷中草药，必须控制温度，避免烫伤。

2.10 每次使用后的火罐都要进行清洁。

2.11 治疗期限和频率，取决于病情状况和中医执业医师的判断决定。

2.12 要有紧急救护设备，如迁移患者的设备、供氧／呼吸设备、氧气袋或氧气瓶等。

3. 推拿中使用的器具和中草药。

3.1 推拿隔布。

3.2 整套薰药设备。

3.3 推拿油。

3.4 其他外用药，如膏药、敷药。

3.5 其他中医推拿设备，如火罐、刮痧板、艾条等。

标准8　预防与保健

中医执业医师应积极向患者和民众介绍宣传指导中医的医疗预防保

健知识，举办预防保健活动，采取预防或治疗手段，防止疾病发生、发展的方法。

1. 以中医"治未病"理论与"摄生"法则给予指导。

1.1　根据中医理论，分析病情的变化趋势。

1.2　体质发病倾向主要有气虚体质、血虚体质、阳虚体质、阴虚体质、痰盛体质、热盛体质、瘀血体质、气滞体质、过敏体质。

就如何避免致病因素作适当的建议，如应摄取的食物种类、使心情舒畅、休息以及适当的运动等。

2.　向亚健康群介绍中医预防保健知识。处于亚健康状态的人，虽然没有明确的疾病，但却出现精神活力和适应能力的下降，如果这种状态不能得到及时的纠正，非常容易引起心身疾病。

3. 按以下途径促进中医预防保健学术的发展。

3.1　收集预防与保健知识的资料。

3.2　按照中医学理论检查患者，收集前来咨询的患者的基本健康信息资料。

3.3　调查和探索社区环境的致病风险因素。

3.4　分析问题的严重性。

3.5　根据标准教科书或者研究证据，制作文件或适当的应用媒体来宣传推广中医学的预防与保健知识。

3.6　积极与领导单位配合，收集并提交关于风险人群的信息资料，为今后国家级的中医学预防与保健提供数据库。

3.7　与地方部门或社区以合作，举办组织宣导预防和保健的活动。

标准9　关于学术知识的培训和发展

中医执业医师，应该积极充实发展自己的学术知识技能，努力学习探索研究资料源、教科书、学术论文，参加培训、学术活动、学术会议或研讨会。与多学科小组、各学术团队和其他有关人员共同工作，将中医学知识和经验加以传播、翻译和编写，并应用到实践工作中；发表演讲，培训或作为演讲文件、教材、学术手册、教学文件，为其他学业提供辅导资料和学术工作者的指南等。而作为一名中医专家，应该在教学培训中发挥作用，为政府机构工作人员、私人机构与民办部门做学术顾问，甚至参与院校、本科以上高等院校和其他有关部门的中医教育方面的教材编写，开展培训、教学、讲座。

1. 中医执业医师的自我发展。

中医执业医师要力争在学术上不断提高自己，吸取现代知识，积极

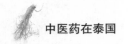

参加学术会议或研讨会、培训等活动，包括与多学科小组、各行业团队以及其他有关人员共同工作，以充实和发展自己的知识技能，通过下列途径以发展自我学术。

1.1 调查评估中医职业的状况和支持情况。

1.2 分析自己在受教育上的需求以提高自己。

1.3 寻求发展自我的机会和途径，如搜寻学术资料，阅读学术文件、文章，在网络媒体上探索，共同翻译学术教材文件等。

1.4 参加政府和民办机构组织举办的活动，如参加培训、学术会议、研讨会。

1.5 对自我知识发展状况的评价。

2. 与多学科小组和其他有关人员共同工作过程如下。

2.1 评估状况及规划与厅级、部级和民办机构等各学术团队共同工作。

2.2 与各学术团队和其他人员共同参加学术活动，如组织医疗小组外出义诊，共同参加学术研讨会，共同研究探索，共同撰写学术文章等。

2.3 与各学术团队和其他有关人员在工作上沟通交流和协助。

2.4 对与各学术团队和其他人员共同工作的绩效评估。

3. 中医学术文件的发展和成就。

中医执业医师运用中医学知识和经验加以传播，翻译和编写成可靠的、有质量的学术文件、教材、手册、辅助教材，应用于各种场合，给同行、学生和民众进行传播推广、教学、培训，过程如下：

3.1 通过读取中医学和其他有关学术的文件信息资料、教科书，作学术研究。

3.2 收集整理学术资料、实践经验和关注现代中医医学的研究成果。

3.3 编写和草拟学术文件或学术教材。

3.4 传播材料分发到目标人群手中。

3.5 追踪和评估传播和发展的成果。

4. 教学、培训和提供中医学术咨询。

中医执业医师，作为一位中医学专业者，要有能力给高等院校和其他有关部门的职业人员进行有质量、有功效的教学讲座，传授知识；以及给同行以及其他相关的政府、私立机构的工作人员进行教学、讲座、培训和提供中医学术咨询等方面发挥作用，流程如下。

4.1 在备课时，要学习、研究有关书本、教科书、文件和经验积累知识等。

4.2　准备合适的文件、教具和教材。

4.3　在培训、讲课讲座过程中包括教学演讲、辅导、描述、示范演示、研讨辩论、回答疑问等。

4.4　在实习中，老师要说明、指导、辅导和做示范，让学生分单独或小组进行实践。

4.5　评估教学、讲座、研讨、演示和实习的效果。

标准10　关于学习探索研究

中医执业医师，应积极发展中医学知识，努力学习探索研究中医学。在学习实践研究过程中，按照科学原理系统地收集整理学术资料，关注多种多样的临床患者病例，整理临床诊疗数据，从临床实践所得的数据，从对教科书和学术论文的研究等，处理分析，有利于现代中医知识开发，获益于同业同行，具体如下。

1. 评估学术兴趣，以便探索研究。

2. 确定自己的研究的项目。

3. 设计和制定研究方案。

4. 通过回顾审查学术资料，收集分析数据，总结研究成果，包括各式各样研究结果的发表进行研究。

5. 在做研究时，应遵守学术研究规则和道德规范。

标准11　公共关系传播

中医的公共关系传播，是通过各种媒体，如无线电广播、电视、电子媒体、有线电视、电台广播、扩音器、放映图片或电影，或通过各种印刷媒体，如传单、书籍、杂志、报纸和其他媒体，还包括广告牌或用其他材料制作的广告以宣传，应考虑到其正确性、道德性、职业道德和操守性，包括尊重个人的权利、对公众有益处的，并且应避免违反有关法律规定，具体要求如下。

1. 中医执业医师应考虑到宣传相关中医信息资料的正确性，要有研究证据，或注明可靠的参考资料的出处。

2. 在医疗场所里，应有传播合适的关于按照中医原则卫生保健知识的资料小册。

3. 通过媒体提供的信息，应当心那些缺乏有效证据，缺乏监督准确性的信息资料，小心言过其实，而误导民众。

4. 语言要文雅，尊敬他人。

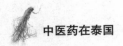

5. 学习和分析接受宣传的目标人群，分析通过媒体宣传所获得的益处和必要性。

6. 学习探索可信可靠的资料，以备通过媒体提供符合科学性的可信资讯。